CÉREBRO
SINGULAR

Copyright © 2023 by Gaiato, Mayra, Cérebro Singular. Inc. Licença exclusiva para publicação cedida à nVersos Editora. Todos os direitos reservados.

Diretor Editorial e de Arte: Julio Cesar Batista

Produção Editorial: Carlos Renato

Edição: Marina Pagliari

Supervisão de Design: Fernanda Chaves

Design: Ana Paula Nunes Medeiros

Preparação: Ellen Barros de Souza

Revisão: Rafaella de A. Vasconcellos e Renata Miloni

Editoração Eletrônica: Juliana Siberi

Dados Internacionais de Catalogação na Publicação (CIP)
(Câmara Brasileira do Livro, SP, Brasil)

Gaiato, Mayra
 Cérebro singular: como estimular crianças no espectro autista ou com atrasos no desenvolvimento / Mayra Gaiato. — São Paulo, SP: nVersos Editora, 2022.

 Bibliografia.
 ISBN 978-65-87638-77-5

1. TEA (Transtorno do Espectro Autista) 2. Terapia comportamental I. Título

22-123896   CDD-618.928982

Índices para catálogo sistemático:
1. Transtorno do Espectro Autista: Psicologia infantil : Terapia comportamental   618.928982

Eliete Marques da Silva - Bibliotecária - CRB-8/9380

1ª edição – 2023
1ª reimpressão – 2023
Esta obra contempla o Novo
Acordo Ortográfico da Língua Portuguesa
Impresso no Brasil
Printed in Brazil

nVersos Editora
Rua Cabo Eduardo Alegre, 36
01257060 – São Paulo – SP
Tel.: (11) 3995-5617
www.nversos.com.br
editora@nversos.com.br

MAYRA GAIATO

CÉREBRO
SINGULAR

COMO ESTIMULAR CRIANÇAS
NO ESPECTRO AUTISTA OU COM
ATRASOS NO DESENVOLVIMENTO

nVersos

Agradeço ao Theo e a todas as crianças que passam direta ou indiretamente pela minha vida. Vocês são meus maiores professores e transformam, todos os dias, minha forma de acreditar e atuar no mundo.

Marina Pagliari que adotou esse projeto comigo e passou muitos dias e noites, sem soltar minha mão, fazendo com que esse projeto se realizasse.

Rodrigo Silveira, meu marido, amor e mentor em psiquiatria e neurociência.

Marina Zotesso por me ajudar a manter todas as informações e dados com embasamento científico.

Todo o time do Instituto Singular – das clínicas, do centro de pesquisa científica, redes sociais e equipe do curso online – por sempre acreditarem e apoiarem meus projetos. Somos uma família muito ousada! Vocês são sensacionais!

Prefácio

Redigir o prefácio de um livro sobre autismo é sempre um prazer – e prefaciar a obra de um autor que admiramos é um grande presente. Sinto-me lisonjeada por elaborar o prelúdio da nova publicação de Mayra Gaiato, um nome que dispensa apresentações no meio do TEA (Transtorno do Espectro Autista) e da Neurociência no Brasil.

Cérebro Singular reúne o conhecimento prático e teórico que a renomada neurocientista acumulou em seus diversos anos de experiência com o intrigante espectro do autismo. Na obra, Mayra traz uma abordagem naturalista de desenvolvimento de crianças autistas com rapidez e eficiência denominada Modelo Singular, em dez passos didáticos e de fácil entendimento para o leitor. Estes são descritos através de uma linguagem acessível, atraentes ilustrações e exemplos tirados de casos acompanhados no Instituto Singular, onde Mayra e sua equipe atendem com sucesso centenas de crianças autistas.

A metodologia é genial na apresentação do que a autora nomeia como "Pirâmide de Zona de Conforto, Zona de Estimulação e Zona de Desregulação", que estimula os autistas a terem seus cérebros motivados ao aprendizado e, ao mesmo tempo, evita que se sobrecarreguem a ponto de rejeitarem a terapia. A proposta pode ser qualificada igualmente como a arte de ensinar a ensinar terapeutas e pais de uma forma humanizada, na qual o respeito pela natureza da criança autista é a premissa desse modelo comportamental. É original por fugir aos padrões ainda existentes, de que o autismo deve ser "consertado", e por preconizar que o autista deve ser inicialmente estimulado ao desenvolvimento, sem pressão, tendo como base a confiança entre a criança e a pessoa que a ensina.

Mayra Galato deixa sua marca como autora de um estilo cativante e espontâneo que já encanta cerca de um milhão de seguidores em suas redes sociais, com a redação de mais um *best-seller* em potencial, *Cérebro Singular* – uma obra que inspira o leitor a se conectar consigo e com as crianças (autistas ou não), cujo desenvolvimento pretende motivar continuamente.

Fatima de Kwant

Sumário

Prefácio 7

Glossário do material 11

Terapeutas são os ourives do cérebro 16

Neuroplasticidade: o potencial do cérebro infantil 23

E onde entram as terapias? 26

Modelo Singular: O treinamento do terapeuta em dez passos 29

Vamos começar 35

Passo 1: Observar 39

Passo 2: Aproximar 51

Passo 3: Espelhar 71

Passo 4: Tocar 81

Passo 5: Instigar 89

Passo 6: Demandar 95

Passo 7: Reforçar 105

Passo 8: Repetir 117

Passo 9: Encerrar 123

Passo 10: Registrar 129

Zona de conforto e seus diferentes momentos – Análise de casos 136

Zona de estimulação 148

Zona de desregulação 152

Manejos de comportamentos inadequados 157

O que diferencia os grandes dos gigantes 170

Referências bibliográficas 175

Glossário do material

Acompanhante terapêutico: Profissional que realiza e acompanha o desenvolvimento das intervenções clínicas. Para tal ocupação não é necessário que a formação do A.T. seja em Psicologia; contudo, é de extrema importância que o profissional esteja capacitado e atualizado nas bases teóricas da Análise do Comportamento para exercer sua função.

Ambiente: Todo o conjunto de elementos presentes no contexto do indivíduo que podem alterar seu comportamento e, concomitantemente, o contexto em si.

Análise Aplicada do Comportamento (ABA): Uma das três áreas que englobam a Análise do Comportamento. A área responsável pela criação e administração de recursos de intervenção social.

Análise do comportamento (AC): Ciência que tem como objetivo o estudo do comportamento através da interação entre organismo e ambiente.

Aprendizagem: A aquisição de novos conhecimentos, cujo resultado é a modificação do comportamento.

Atraso de reforço: Espaço de tempo, distante ou longo demais, para a emissão de uma resposta produzida por um organismo e o fornecimento do reforço destinado à mesma.

Bloqueio: Interferência e/ou rompimento no padrão de comportamento aprendido por meio da presença de um estímulo ausente ao condicionamento.

Competência: Capacidade para aprender e/ou cumprir alguma tarefa ou função.

Comportamento: Interação entre organismo e ambiente.

Comportamento verbal: Comportamento do falante caracterizado, principalmente, por ter suas consequências mediadas por um ouvinte especialmente treinado por uma comunidade verbal.

Condicionamento: Processo de inserção de um novo comportamento ou padrão comportamental, por meio da aprendizagem.

Contingência: Relação de dependência entre dois ou mais eventos.

Custo de resposta: Procedimentos que incluem o aumento do esforço físico necessário para emissão de uma resposta, além de mudanças nos parâmetros da contingência programada que envolvem aumento da exigência para que o reforço seja liberado.

Demanda: Solicitação de atividade e/ou ação com função e que tenha um objetivo terapêutico feito ao indivíduo.

Distrator: Pessoas, objetivos, contextos, situações que possam promover o comportamento de desatenção por parte do indivíduo, desviando o foco.

Emitir: Produzir; realizar um comportamento, resposta ou consequência a partir de um estímulo.

Emparelhar: Associação de estímulos, normalmente ocorre o emparelhamento de estímulos neutros associados a um condicionado a fim de que o estímulo dentro passe a emitir respostas similares ao condicionado, tornando-se, por sua vez, condicionado.

Encadeamento: Procedimento de ensino usado para vincular comportamentos simples para que uma sequência seja formada.

Equivalência de estímulos: Procedimento que utiliza conceitos de reflexividade, simetria e transitividade para o ensino de novas habilidades.

Esquiva: Comportamento de evitar a ocorrência de um evento aversivo.

Estereotipia: Movimentos, sons ou comportamentos repetitivos. Popularmente conhecida por ser uma resposta comportamental presente no autismo, a qual possui o objetivo de autorregular o indivíduo.

Estímulo: Variável presente no ambiente que pode modificar o comportamento a partir de sua interferência no organismo.

Estímulo aversivo: Variável que tem valor negativo, inserida no ambiente e que pode modificar o comportamento a partir de sua interferência no organismo. A mesma pode ocasionar respostas no organismo como medo e evitação.

Estímulo reforçador: Variável que tem valor positivo e/ou satisfatório, inserida no ambiente e que pode modificar o comportamento a partir de sua interferência no organismo.

Estímulo verbal: Estímulo sonoro apresentado no ambiente do indivíduo.

Evento antecedente: Quaisquer eventos que ocorram antes da emissão de um comportamento.

Extinção: Quando uma resposta não apresenta efeito reforçador na sequência de um estímulo discriminativo.

Estruturado: O reforçador vai ser algo que não é da brincadeira/atividade na qual a criança está engajada.

Flexibilidade mental: Capacidade cerebral para lidar com as mudanças e se adaptar ao inesperado ou com interrupções. No caso dos autistas, há uma rigidez mental que torna as rotinas algo de extrema importância para evitar desregulações, estresse e crises.

Funcional: Ter função nas solicitações, objetivo e relevância dentro do processo terapêutico.

Generalização: Ato ou processo pelo qual, após determinado aprendizado, o indivíduo pode estender tal conceito e/ou comportamento a outras situações similares, generalizando um conceito em outros que não necessariamente apresentam-se como sinônimos.

Habilidades: São capacidades que as pessoas adquirem durante seu processo de desenvolvimento humano e se tornam capazes de desempenhar novas funções com graus diferentes de dificuldade.

Hierarquia: Classificação de graduação crescente ou decrescente, segundo uma escala de valor, de grandeza ou de importância.

Intervenção: Ação de quem interfere ou intervém. Quem faz uma intervenção age de modo a modificar, alterar e/ou reordenar determinada situação, comportamento e/ou padrão.

Intervenções: Baseados em um programa comportamental individualizado, são as atividades que pretendem promover melhorias comportamentais e maior qualidade de vida mediante as necessidades previamente identificadas.

Naturalista: Contexto inserido dentro do ambiente cotidiano e levando em consideração a motivação do indivíduo.

Pareamento: Pôr a par ou aos pares; emparelhar; igualar.

Percepção: Ação ou efeito de perceber, de compreender o sentido de algo por meio das sensações ou da inteligência.

Programa comportamental: Definido pela equipe multidisciplinar, é o que norteia quais habilidades e comportamentos precisam e podem ser trabalhados durante as sessões terapêuticas, mediante a necessidade apresentada pelo indivíduo em questão. Exemplos: estimulação sensorial, aumento de habilidades de comunicação etc.

Reforço: Utilizado para obter o fortalecimento da resposta desejada.

Relevância: Característica atribuída a tudo aquilo que seja de fundamental e principal importância para algo.

Repertório: Respostas comportamentais emitidas durante sua trajetória de vida. Cada indivíduo possui seu próprio repertório de comportamentos, os quais são selecionados pelas contingências de reforçamento que os mesmos vivenciaram.

Sincronicidade: Estar em sincronia, conseguir realizar algo em conjunto, de forma orgânica e natural.

TEA: Sigla para Transtorno do Espectro Autista.

Terapeutas são os ourives do cérebro

No livro *Cem anos de solidão*, de Gabriel García Márquez, o ourives fica durante toda a guerra construindo peixinhos de ouro. Pega arame por arame, fiozinho por fiozinho, esquenta, puxa e vai construindo os bichinhos. Ao fazer isso, ele cria novas formas, novas possibilidades para aquele momento. Penso que o mesmo faz um bom terapeuta! Aquece essa relação emocional e possibilita a construção de caminhos e conexões, criando pontes neuronais e melhorando a forma com que ambos atuam e experimentam o mundo, a partir do conhecimento e capacidade de proporcionar oportunidades de aprendizado para os pequenos.

E o ponto central de tudo isso é o cérebro! Dentro dele temos circuitos, diferentes áreas que conversam entre si e processam todas as informações do ambiente externo. A mistura disso tudo é o que fará emergir na nossa mente a impressão que teremos do mundo. É a maneira com que esses circuitos "conversam" e trocam informações que a aprendizagem se faz e que os comportamentos emergem.

Nos autistas, o que acontece é que alguns desses circuitos passam por alterações, fazendo com que não processem tão bem algumas informações. Esse déficit de compreensão em algumas questões, como movimentos biológicos, expressões faciais e a própria formação do cérebro social, faz com que suas experiências sejam muito diferentes desde os primeiros dias de vida.

O bebê com desenvolvimento típico tem capacidades intrínsecas que já nascem com ele e que amadurecem nas primeiras semanas de vida, naturalmente permitindo que processe o ambiente sensorial de forma mais integrada. Ele não vai sentir aversão a determinadas texturas, sons ou brilhos.

No ambiente, todas as questões motoras e sensoriais serão processadas e a criança irá se dar conta de forma perceptual, ou seja, automatizada, como interpretar com muito mais facilidade o que um movimento do corpo ou um olhar significam. Além disso, esse pequeno se antecipa, interpreta e interage, mesmo que de forma muito primitiva e rudimentar.

Ainda na primeira infância, percebe as movimentações do corpo da mãe, repara na movimentação dentro do quarto, associa com a musicalidade que chega e se vai, e isso gera um interesse muito grande. O bebê já capta o que tudo aquilo quer dizer, mesmo que não saiba explicar, consegue se conectar ao todo. Essa facilidade faz com que o interesse pelas relações sociais seja maior, porque essa criança não encontra dificuldades ou obstáculos para fazer a integração de todos esses estímulos. Gera oportunidades, respostas e reforço, aprimorando e modificando o cérebro social.

Por outro lado, um bebê autista nasce com questões sensoriais que possivelmente alteram todo seu desenvolvimento. Podem ser muito sensíveis a luzes e sons, ter mais hipotonia, dificuldade motora de direcionar cabeça para acompanhar movimentos dos outros e até, eventualmente, em vez de se atentarem aos cuidadores, olharem e se engajarem com a cortina balançando com o vento.

Isso acontece porque alguns circuitos cerebrais se ativam mais com esse tipo de recurso do que com movimentos de pessoas. Essa é uma criança que já não percebe ou interage tanto com a movimentação da mãe dentro do seu espaço. Não é que não esteja interessada nela, mas há uma formação atípica no cérebro fazendo com que as regiões relacionadas ao entendimento de movimentos biológicos se ativem de forma menos intensa.

Essa diferença também ocorre em outros circuitos, como os de reconhecimento e interpretação de expressões faciais, por exemplo. Na realidade, alguns desses mesmos circuitos são ativados com movimentos repetitivos, como o ventilador girando seguidamente, por isso o interesse desses pequenos por objetos mais que pelo contato.

IMPORTANTE: Não é que o bebê atípico não faça nada nunca ou não reconheça emoção alguma, mas reconhece menos e com mais dificuldade.

Essa diferenciação, a curiosidade pelo outro, a busca por possibilidades de estímulos e contato humano é o alicerce de tudo. É uma das maiores portas de entrada para o comportamento social. Com o passar do tempo, essa criança que não busca pelos movimentos biológicos terá lacunas no seu desenvolvimento, pois não perceberá movimentos do rosto, ápice da especialização social. O reconhecimento de expressões faciais é importante para todo o nosso trânsito social, que vai desde reconhecer um conhecido ou um estranho, até compreender se alguém está feliz ou triste.

Os comportamentos básicos para um crescimento saudável, independente e feliz vêm dessa relação e não estão em um aplicativo que podemos baixar ou um desenho que o pequeno passará horas a fio assistindo. É o movimento humano, a busca com os olhos por aquilo que é estimulante, que irá realmente auxiliar no refinamento das habilidades e redes neuronais.*

O desenvolvimento do projeto do cérebro social no autismo se dá desde a base, e é por isso que dizemos sempre que um bebê já nasce autista; essa leitura e o processamento da informação sensorial são alterados por um conjunto de genes que impacta na formação dos circuitos neuronais. Então, além de não ser algo adquirido, há um risco cumulativo.

---

* Para quem tem interesse em neurociências e quer se aprofundar nas questões relacionadas aos circuitos e áreas do cérebro pesquisadas nos autistas, recomendo nosso curso de neurociências do autismo <https://institutosingular.org/cursos/>.

Para uma criança que já tem essas dificuldades, todas as suas experiências serão diferentes, truncadas e com menos vivências nesse caminho social. Se para ela é mais chamativo observar objetos do que expressões faciais, ela perderá momentos ricos de trocas e interações que são fundamentais para que ela adquira repertório de outras habilidades que serão necessárias ao longo da vida. Sem falar que a base do aprendizado durante os primeiros anos de vida se dá pela imitação. Então, quando há essa carência em acompanhar o outro, consequentemente, oportunidades de aprendizado de outros comportamentos também serão perdidas.

Tanto para fugir de problemas quanto para buscar pelas nossas próprias vontades e urgências, precisamos conseguir ler o ambiente social. Quando olhamos para a evolução do cérebro ao longo de milhares de anos, é possível entender, com clareza, que outros animais possuem as mesmas habilidades básicas que temos. Eles buscam se proteger de riscos, vão aprendendo a suprir suas necessidades, entendem o meio em que estão inseridos para garantir sua sobrevivência.

Nós, seres humanos, evoluímos e a nossa sociabilidade é algo extremamente complexo, que só é possível por meio da nossa capacidade de integração de diversas informações e variáveis, algo primordial para a vida em sociedade. Precisamos saber como nos comportar em cada lugar, entender o outro, compreender o que é esperado de nós, bem como ter flexibilidade para nos adaptarmos a cada situação.

Essa síntese, que chamamos de leitura do ambiente, depende de diferentes áreas do cérebro funcionando de forma integrada e correlacionada. E é justamente isso que está suscetível a problemas no autismo.

O cérebro que tem sua formação alterada encontra obstáculos para obter a compreensão e fazer o processamento imediato das comunicações, da interação direta com o meio, da leitura sensorial do ambiente e da construção de arranjos simbólicos. O comportamento social é mágico, complexo e depende de um longo processo de maturação neuronal.

Não é à toa que os bebês nascem tão vulneráveis e dependentes dos adultos, buscando nosso cuidado para todos os tipos de necessidades básicas. A base do cérebro social, as grandes "vias" e "avenidas" de conexões entre os neurônios são construídas ao longo dos primeiros anos de vida, período em que o aprendizado está a todo vapor para absorver o máximo possível de estímulos e informações do ambiente.

Traçando um paralelo, imagine a construção de uma clínica. Precisamos estabelecer todos os processos, quem está responsável por cada tarefa, o que precisamos fazer quando um cliente liga, os serviços que precisamos contratar, as logísticas que precisam ser definidas... Há um longo caminho a ser trilhado antes do nosso objetivo principal, que é começar a receber os pequenos; uma vez que, sem essa estrutura, podemos ter todo o conhecimento técnico do mundo e, mesmo assim, não conseguir oferecer uma experiência saudável e satisfatória para as famílias. É essencial uma base sólida no presente para garantir o progresso no futuro.

No desenvolvimento infantil não seria diferente. A primeira infância é nosso terreno fértil para consolidar tudo que virá pela frente, e isso envolve a capacidade de construir esse cérebro social ao máximo.

Estamos aqui para ajudar a proporcionar estímulos que ajudem no desenvolvimento das crianças e gerem mais oportunidades de vivências prazerosas relacionadas às suas experiências do dia a dia junto com outras pessoas, no seu ambiente social. Quanto mais cedo agir com a criança, de forma leve e saudável, maior nossa possibilidade de ação.

Quando brincamos e geramos estímulos que sejam gostosos para nós e para os pequenos, quando fazemos com motivação, harmonia, amorosidade, tudo se torna mais atrativo e vai "aquecer" os nossos fios de ouro, os circuitos envolvidos nas relações sociais. A emoção vem como uma coisa boa!

Nós, terapeutas (pais ou profissionais) que vamos atuar com estímulos que ajudem no desenvolvimento, precisamos trabalhar como esses ourives do cérebro e construir circuitos e conexões que vão modificar o funcionamento do cérebro dessa criança, para fazer com que as questões relacionadas ao autismo que podem causar atrasos no desenvolvimento ou prejuízos sejam modificadas. O naturalismo não é melhor por acaso! Quando se faz só pelo rigor, despreza emoção positiva, amorosidade, vai deixar de cuidar de algo que está no cerne do TEA, que é o valor das relações e interações sociais, as emoções que o outro desperta em nós, bem como nós nele.

Neste livro, apresento a maneira que aprendi, com anos de prática e muito estudo baseado na ciência, a oferecer o melhor para esses pequenos e seu desenvolvimento. Tudo de forma simples, sucinta e fácil de compreender para conseguir aprimorar o funcionamento e as conexões entre circuitos que importam mais nas questões do autismo. Para isso temos os dez passos do Modelo Singular.

O importante aqui é entender que cada segundo na primeira infância vale ouro e precisamos estar atentos para evitar ao máximo que esse pequeno seja prejudicado por um acúmulo de déficits no seu crescimento. Quanto antes percebermos os primeiros sinais de possíveis atrasos, mais rápido será para recuperar essas experiências e possibilitar um desenvolvimento em seu potencial máximo.

Reconhecer sintomas não só dentro de uma descrição, a exemplo do DSM (Manual Diagnóstico Estatístico de Transtornos Mentais), mas poder compreender quais são as regiões cerebrais que estão alteradas, entendendo melhor onde precisamos agir nos primeiros anos do desenvolvimento, é de suma importância para a nossa missão de cuidar melhor das crianças. É essencial ter clareza da biologia por trás do TEA para auxiliar esses pequenos a construírem seus alicerces que os moldarão pelo resto da vida.

Devemos começar a agir sempre pela estrutura. Imagine tentar reformar a nossa clínica pintando primeiro paredes que estão rachadas. Por isso o trabalho do terapeuta, bem como dos cuidadores, precisa começar pela base da comunicação social, que é aprender a ler o outro e a entender o que é esperado de nós. Não é uma questão de fazer o autista caber numa "caixinha neurotípica", pois prezamos sempre pela individualidade de cada um, mas é preciso compreender que o aprendizado dessas habilidades sociais é um pré-requisito importantíssimo para garantir a autonomia e a independência no futuro.

Começar por essas questões, sempre levando em consideração a alegria e a motivação da criança, é o que vai engrenar todo o desenvolvimento com mais bem-estar. Essa é a estrutura que funda o restante da nossa construção, que abre portas para outras possibilidades!

Nós, terapeutas, somos ourives do cérebro! Ajudar a desenhar, moldar e fortificar o que há ali dentro é preciso e depende de muita técnica e dedicação.

Neuroplasticidade: o potencial do cérebro infantil

É essencial compreender o que é a neuroplasticidade, também conhecida como plasticidade neuronal, ou plasticidade cerebral. Mas, antes de entrar nos conceitos e explicações, vejamos um exemplo que certamente já aconteceu de forma semelhante com você ou alguém que conheça.

Quando era mais jovem, Rose aprendeu notas e ritmos musicais para conseguir tocar piano com maestria. Ela não praticava muito o instrumento, mas tinha certa facilidade com as teclas.

Anos mais tarde, ela decidiu aprender violão! E, ainda que ambos instrumentos sejam tocados utilizando as mãos, os movimentos são outros, a posição dos braços e até das pernas é diferente e mesmo o som das notas não será o mesmo.

O conhecimento prévio dela com o piano, que também podemos chamar de repertório, certamente a ajudará a compreender algumas coisas com mais facilidade. Mesmo assim, existem conexões muito diferentes que precisarão ser criadas para que ela consiga tocar violão.

*Rose conseguiu aprender a tocar o novo instrumento, mas não com a mesma facilidade de anos atrás. Ela precisou de muito mais tempo, estudo e dedicação para adquirir a habilidade. Será que isso acontece porque o violão é mais difícil? Não necessariamente! A questão reside, principalmente, **na nossa própria capacidade de aprender**.*

Podemos ver essa história bastante comum como algo corriqueiro mas, na verdade, temos vários detalhes explicados pela Neurociência para que isso aconteça com tanta frequência.

Nosso cérebro tem a capacidade de se moldar, química e fisicamente, de acordo com os estímulos que recebe para aprender novas habilidades e comportamentos.

Temos esse potencial ao longo de toda a vida. É por isso que, mesmo depois de adultos, conseguimos, por exemplo, trocar de carreira, fazer uma faculdade diferente e aprender a tocar novos instrumentos musicais. Somos capazes de aprender algo novo, não importa o quão difícil ou inédito seja para nós!

O que acontece é que, para conquistar uma nova habilidade ou conhecimento, o trabalho do cérebro é criar redes neuronais que compreendam e realizem a atividade que estamos adquirindo.

Na história relatada, Rose tinha várias conexões entre neurônios que permitiam que ela tocasse músicas no piano com facilidade; no entanto, para fazer o mesmo no violão, ela precisou criar novas ligações em seu cérebro para processar e executar a nova tarefa. Além disso, o que exploramos e estudamos quando somos mais jovens conseguimos aprender com mais rapidez. Isso é porque pessoas mais velhas são preguiçosas? Pelo contrário!

Quanto mais idade temos, mais lento vai se tornando o processo cerebral de traçar essas novas redes neuronais. Então, na prática, precisamos de muito mais esforço e dedicação para adquirir uma nova habilidade, mas isso não significa que seja impossível.

Uma criança que já sabe como rodar a bola sozinha, mas ainda não aprendeu como compartilhar, alternar turnos, jogar o brinquedo, precisa ampliar seu repertório comportamental para adquirir estas e várias outras habilidades. Porém, para potencializar ao máximo essa fase em que as conexões neuronais são construídas com mais facilidade e agilidade, precisamos permitir interferências. É aí que entram os Programas Comportamentais: eles oferecem e estimulam a criação de novas redes e permitem que a criança descubra outras possibilidades de interação com as pessoas e os objetos.

Esse trabalho demanda esforço, flexibilização e energia da criança que, consequentemente, pode ter momentos de irritação e desconforto.

Vamos entender melhor sobre as estratégias para estimular esse aumento de repertório de forma prazerosa e lúdica, evitando ao máximo o estresse e possíveis crises, mais adiante, quando adentrarmos nas questões de Zona de Conforto, Estimulação e Desregulação.

E onde entram as terapias?

Tendo compreendido tudo isso, voltamos para as nossas intervenções terapêuticas! Se quisermos ensinar um novo comportamento para a criança, o que precisamos é estimular que ela crie novas conexões e aprenda coisas diferentes.

Nessa fase inicial da vida, o cérebro está em processo de formação, trabalhando a todo vapor em busca de estímulos que vão preencher e nutrir cada vez mais redes neuronais.

Ou seja, a capacidade de se moldar é altíssima! Esse é o segredo das intervenções precoces: aproveitar o enorme potencial do cérebro infantil de criar mais e mais redes que são aproveitadas e reforçadas por toda a vida.

Uma criança que teve muitos estímulos logo na primeira infância tem uma chance muito maior de não acumular atrasos e prejuízos, pois os caminhos criados são firmes e bem estruturados.

O autismo é uma variação da neurodiversidade, uma forma de pensar e se comportar que tem como base a formação do cérebro de uma forma diferente, a depender do conjunto de genes envolvidos. É por isso que trata-se de um espectro, pois ele possui múltiplas possibilidades, amplos sinais, dificuldades e facilidades que irão variar entre pouca a muita necessidade de suporte em determinas questões.

E onde entram as terapias?

Desde que o bebê autista nasce, mesmo que os sinais ainda não sejam perceptíveis, o cérebro começa a receber e processar de maneira diferente os estímulos ambientais. O sistema sensorial, por exemplo, possui alterações. Isso faz com que, desde muito pequena, a criança experimente de maneira diferente o toque, o movimento e o contato de outras pessoas, dentre outras questões.

Por volta de 2 anos de idade, alguns déficits começam a ser percebidos e essa é a grande questão do autismo: quando gera atrasos e sofrimento. Uma criança que não consegue se expressar, dizer quando está com dor ou se sentindo mal por algum motivo, que não consegue processar a quantidade de informações de uma explicação verbal, certamente terá muito sofrimento e comportamentos disruptivos.

E é aqui que entram as intervenções e terapias! Nosso objetivo principal é gerar estímulos que possibilitem o aumento de repertório, autonomia e independência das crianças de uma forma que seja benéfica para ambas as partes. Isso quer dizer que o resultado das intervenções precisa ser produtivo para que nós, pais e profissionais, tenhamos nossas metas alcançadas, mas também que esse momento deve ser divertido e prazeroso para os pequenos. Quando eles estão confortáveis com a nossa presença e o que estamos propondo, se torna muito mais fácil ganhar a atenção deles e, por consequência, possibilitar um desenvolvimento saudável e feliz.

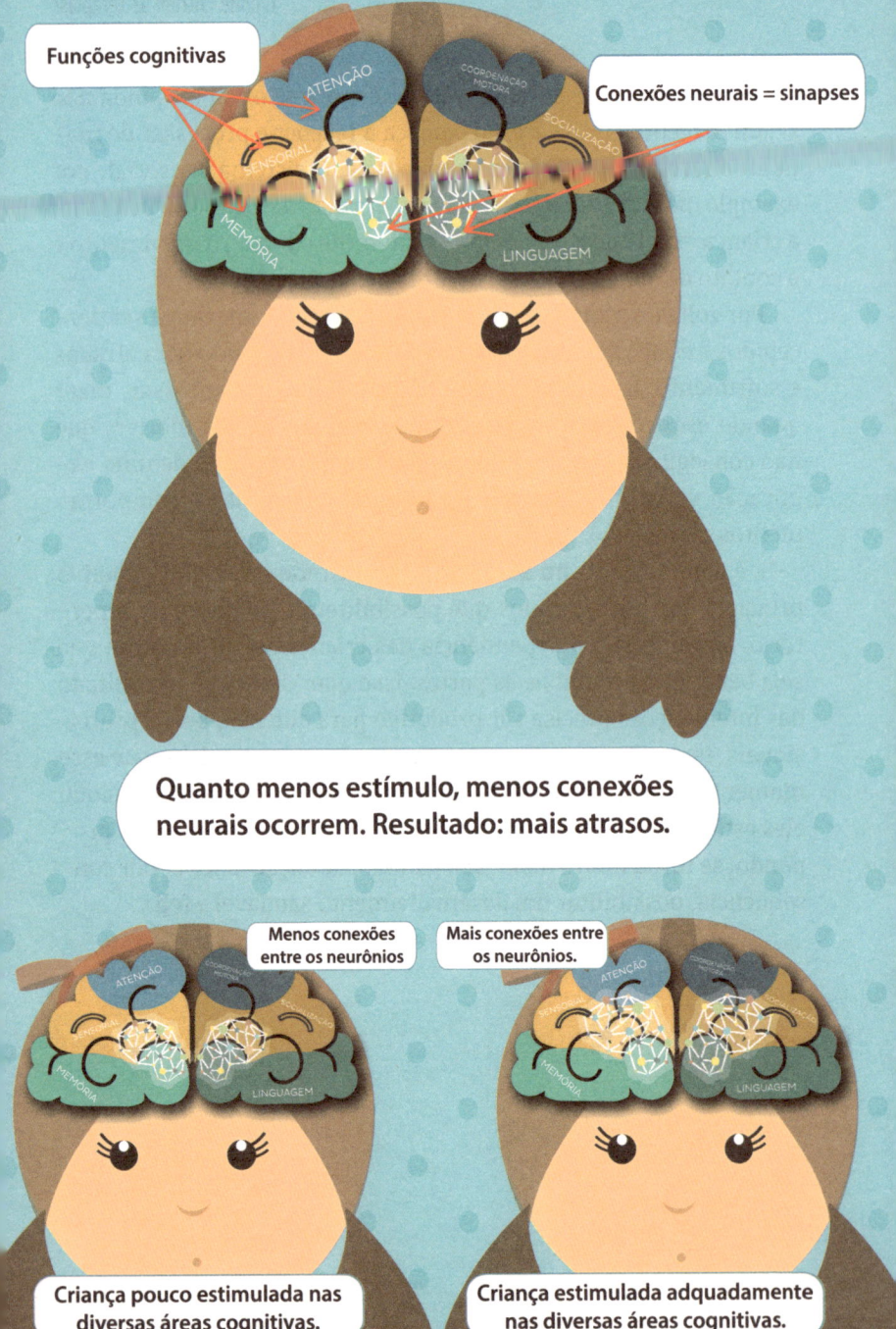

Modelo Singular

O treinamento do terapeuta
em dez passos

O que buscamos com este conteúdo é deixar claro para os profissionais que trabalham com crianças com atrasos no desenvolvimento ou autistas, alguns pontos muito importantes e que podem mudar a forma com que cuidamos delas. Com isso, precisamos ter em mente sempre dois grandes focos: vínculo humanizado e técnicas estruturadas em pesquisas científicas.

Em primeiro lugar, precisamos estabelecer um vínculo humanizado com as crianças que precisam de cuidados e com suas famílias. É a partir dessa base bem estruturada que construímos todo o restante.

Quando falamos dessa relação, vamos além da conexão entre terapeuta e paciente. Estamos falando sobre vivência em sociedade, acessibilidade e inclusão.

Queremos que essas crianças cresçam confiando que aquele ambiente e aquelas pessoas estão abertos a elas. Que tenham vontade de estar junto com a gente, interagir e participar de forma prazerosa!

E, tão importante quanto essa conexão, é necessário encontrar um caminho de trabalho que proporcione estímulos para o desenvolvimento e, ao mesmo tempo, sejam agradáveis a todos os envolvidos.

Para chegar a esse nível de excelência e equilíbrio nos atendimentos de pequenos autistas, criamos o Modelo de Capacitação do Instituto Singular. Trata-se de um modelo circular. A capacitação começa ao estar com aquela criança, que tem atrasos e precisa de ajuda, passa pelos aplicadores dos estímulos (terapeutas, pais, professores) e volta para a criança, que vai mostrar o que aproveitou disso tudo.

No século passado, as terapias baseadas na ciência ABA (*Applied Behavior Analysis*, ou, como é conhecido em português, Análise Aplicada do Comportamento) já começaram a ser comprovadas como as mais eficazes para ampliar o repertório de comportamentos adequados em crianças no espectro e atrasos no desenvolvimento. Porém, essa ciência é ampla. Existem cientistas brilhantes que passam uma vida toda estudando apenas um operante verbal. Conhecemos apenas uma parte dela. Por isso precisamos estudar MUITO!

Os tratamentos com melhores comprovações científicas são aquelas terapias baseadas em uma parte da ciência ABA. Porém, algumas vezes, por falta de conhecimento, apresenta forma rígida e pouco humanizada.

Há alguns anos, determinados modelos, derivados dessa ciência, têm-se mostrado altamente eficazes, como o Modelo Denver de Intervenção Precoce e o PRT – *Pivotal Response Training* (em tradução literal, Treinamento de Resposta Essencial). Esses, chamados Modelos Naturalistas, colaboram com a ampliação de conhecimento sobre técnicas comportamentais que estão ajudando a recuperar atrasos e aumentar repertório verbal, de brincar, regulação da criança, entre diversos outros benefícios.

Agora propomos um modelo, baseado nos anteriores, unindo as recentes descobertas da Neurociência.

Nosso papel não é aplicar programas na tentativa de condicionar ou fazer com que o indivíduo se "encaixe" num padrão preestabelecido. Muito pelo contrário.

É ensinar para o pequeno que está conosco que ele é amado e compreendido exatamente como é e que o nosso papel é estimular o potencial máximo para que ele curta e aproveite cada momento da sua jornada como um ser singular!

O que nós queremos fazer é conectar, interpretar, comunicar e dar acessibilidade! Mas, para isso, primeiro precisamos ser modelos excelentes de todas essas ações.

É necessário aprender a entender atos comunicativos, verbais e não verbais, sinais e expressões faciais e corporais, olhares, gestos... Compreender e nos comunicar de volta com o que todo o conjunto quer nos dizer.

Desde os primeiros minutos do dia, a criança começa a se mexer, explorar, interagir e se comunicar, ainda que à sua própria maneira. Tudo que ela faz tem um objetivo, não é aleatório.

Então, antes de exigir algo desse pequeno, vamos observar e interpretar a sua individualidade e totalidade. Para, somente depois de ter mapeado todas essas informações que nos estão sendo passadas, trazer novidades e aumento de repertório. Ou seja: primeiro temos que fazer a nossa parte!

No nosso Modelo Singular, elaboramos um passo a passo em dez etapas, com seus respectivos objetivos, para você aprender a melhor maneira de estimular o desenvolvimento das crianças autistas.

De forma alguma vamos deixar de lado nossos Programas Comportamentais, objetivos e técnicas. Esses são nossos instrumentos e ferramentas, baseados em ciência comprovada, que vão nos ajudar a proporcionar as experiências que os pequenos precisam para crescerem mais independentes e felizes.

Nossos dez passos caminham lado a lado com tudo que é cientificamente embasado, possibilitando que a vivência terapêutica seja muito mais proveitosa e feliz. Vamos aumentar repertório, ensinar habilidades novas e o que for necessário para reduzir e evitar atrasos, enquanto nos conectamos com uma criança alegre e saudável!

São dez passos a serem seguidos para trabalhar essas questões e transformar o futuro das nossas crianças.

Vamos passar brevemente por todos e, mais à frente, vamos destrinchar cada um para que você se torne cada vez mais confiante nas suas sessões.

- Passo 1: Observar;
- Passo 2: Aproximar;

- Passo 3: Espelhar;
- Passo 4: Tocar;
- Passo 5: Instigar;
- Passo 6: Demandar;
- Passo 7: Reforçar;
- Passo 8: Repetir;
- Passo 9: Encerrar;
- Passo 10: Registrar.

Vamos começar!

Organização do ambiente

Antes de começar as estratégias para formar um grande vínculo, de forma que a criança veja seu contato de maneira prazerosa e receba também vários outros estímulos para o desenvolvimento dela, precisamos cuidar do espaço.

Sendo o autismo um transtorno do neurodesenvolvimento com bases genéticas, muitos dos genes relacionados a ele frequentemente estão associados à desatenção. Algumas questões específicas do autismo, como a dificuldade de desengajar de algo no qual esteja muito envolvido e todas as questões de interação social vão atrapalhar especificamente as questões atencionais. É perceptível também a dificuldade de compartilhar e de dividir o foco com as pessoas e outros itens do ambiente.

Muitas vezes, a criança fica brincando deitada de lado, com a cabeça apoiada em um dos braços esticados, bastante focada no brinquedo. É comum também que outras coisas ocorram no ambiente, como barulhos, mas nada de ela olhar, nem quando a chamamos pelo nome.

A dificuldade atencional também é perceptível quando o pequeno até mexe e se interessa pelos materiais, mas não aproveita para explorar as funções que pode ter. Usa somente para autoestimulação (olhar o movimento, fazer ângulo com a lateral dos olhos, ouvir barulho) e vai migrando a atenção, que dura poucos segundos entre pegar e largar.

Então, se o ambiente estiver com muitos brinquedos e objetos, ela poderá ter dificuldade de se manter focada em nós. O ideal é deixarmos, no máximo, de quatro a cinco materiais dispostos no cômodo; os outros devem ser guardados e um rodízio de brinquedos deve ser realizado toda semana.

Nunca, jamais, em hipótese alguma, deixe eletrônicos ligados durante a hora de brincar. É um concorrente desleal! Uma sala cheia de brinquedos, jogos, sons e eletrônicos irão atrapalhar em demasia que ela se mantenha regulada e com a atenção somente naquele momento.

Ponto de ação: os eletrônicos são concorrentes desleais!

Muitas crianças e adolescentes estão apresentando sintomas semelhantes a vícios por eletrônicos, principalmente *tablets* e celulares. E, quando privados deles, demonstram comportamentos depressivos como se nada mais tivesse graça e não se interessam por outras atividades.

Algumas pesquisas estão encontrando associações desse problema com o uso de drogas. Isso porque, quando as crianças estão assistindo vídeos, os estímulos são muito intensos: fortes movimentos, luzes, sons, barulhos... Isso faz com que o cérebro receba altas doses de um neurotransmissor chamado dopamina.

Esse hormônio, quando produzido em doses adequadas, é benéfico e necessário para o sistema nervoso e desempenha funções que influenciam nossas emoções, humor, alegria, entre outras.

No entanto, também é liberado em excesso quando pessoas usam substâncias químicas como alguns tipos de drogas!

O ideal é as crianças não terem contato com eletrônico algum antes dos dois anos de idade. E, mesmo após esse período, não está "tudo liberado".

O uso deve ser o menor possível e sempre supervisionado. É importante que as famílias sejam orientadas sobre essa questão para prevenir maiores prejuízos que serão verificados no futuro.

Eles também viciam a nós, adultos e principalmente pais, que temos um tempo para fazer nossas coisas quando as crianças estão engajadas e felizes assistindo aos seus vídeos preferidos. Quando tiramos, temos que entreter a criança e isso é muito trabalhoso.

Então, atente-se desde o início para evitar que a dependência aconteça, mas também encontre outras maneiras de suprir a necessidade dos pequenos de ter atividades e brincadeiras. Não adianta só tirar e esperar que passem o dia entediados ou sozinhos!

Passo 1

Observar

Observar e seguir a liderança da criança!

Quando pensamos em observar algo ou alguém, parece se tratar de uma atitude passiva e de pouca importância. Eu mesma, quando um professor começava a falar sobre esse tema, quase interpretava como um "blá-blá-blá" e usava o momento para pegar o celular ou pulava as linhas para ir ao que interessa, se fosse em um livro.

Antes que você faça isso, vou adiantar uma informação: 50% dos erros de uma sessão de brincar e estimular uma criança ocorrem por essa etapa não ter sido bem trabalhada. Sim, 50%!

A vontade de começar logo a brincar e gerar estímulos para o desenvolvimento da criança faz com que pulemos essa etapa. Queremos ir logo para a ação. Porém, muitas vezes "perdemos" a criança por agirmos de forma aversiva para ela, mesmo achando que estamos sendo legais. Ela se afasta, vira e foge do nosso contato. Para evitar isso, temos que entender o que ela quer, o que precisa de nós. Nessa etapa vamos somente observar, sem ainda interagir.

Como pode isso ocorrer se observar o ambiente e o outro parece ser tão fácil? A verdade é que não é fácil.

Até poderia ser, se não tivéssemos que fazer essas duas coisas simultaneamente e o tempo todo, além de observarmos a nós mesmos. Precisamos estar atentos sempre ao ambiente, aos antecedentes, às consequências dos comportamentos da criança... E em tantas outras questões adicionais para tentar desvendar todas as possíveis variáveis que estão influenciando cada ação, cada gesto, cada comportamento positivo ou disruptivo.

Para apresentarmos um estímulo assertivo ao desenvolvimento da criança, é preciso estarmos conectados com ela de uma forma adequada, para o estabelecimento do vínculo adequado.

Por isso, exercitar a nossa atenção e observação é o primeiro passo para todas essas questões.

Atente-se aos detalhes do todo, mesmo que seja seu filho ou um paciente antigo que você já atende há muito tempo. Dê a chance de um novo olhar para o momento!

Mesmo que já conheça profundamente aquele pequeno, agora estamos sob uma perspectiva diferente do conhecer. Trata-se de uma análise de comportamentos e suas consequências, quais são os sentimentos gerados a partir de cada ação que fazem com que a criança permaneça ou abandone a atividade etc.

Todas, absolutamente todas, as ações da criança significam alguma coisa! Desde os primeiros dias de vida, o bebê está no mundo buscando sentido para sua existência, o tempo todo está testando, explorando, descobrindo... Tentando entender como as coisas funcionam.

Por essa razão, a análise comportamental é tão importante e necessária. É a partir dela que vamos conseguir compreender o que aquele pequeno busca, o que faz sentido para que ele esteja aqui. Esse "fazer sentido" é bidirecional e multidimensional, ou seja, depende não só das relações com o outro, mas também dos contextos em que está inserido. O ambiente precisa ser estimulante e o convívio social, prazeroso.

Todas as crianças se comunicam, buscam o contato, querem estabelecer interações. O que acontece com os autistas é que existe uma dificuldade em realizar tais trocas.

Pequenos no espectro não são indiferentes ou incapazes de adquirir a comunicação ou se relacionar. Eles apenas precisam de apoio e suporte para desenvolver algumas das habilidades relacionadas à socialização.

É por esse motivo que defendemos tanto a primeira etapa, a da observação: ela é estrutural para todo o resto!

É ela que cria e associa significados aos comportamentos da criança, que baseia por onde você deve começar, como se aproximar, como ganhar a atenção e a confiança e como encontrar sua maneira de se comunicar com esse paciente que está, o tempo inteiro, lhe dando dicas e sinais do que ele quer dizer.

Aqui você tem que descobrir a resposta para muitas perguntas relacionadas às ações dele. Então vamos para a prática!

Este passo está dividido em duas etapas: Observação da criança e Observação de si mesmo.

Como fazer?

Apenas observe a criança: O que ela está fazendo? (Não vale resposta genérica, como: "Ela está brincando".)

Ela está brincando do quê?

_____

Quando ela mexe aquela peça, existe algum objetivo? Ouvir o barulho que ela faz, por exemplo.

_____

Tem repetição?

_____

O que ela tenta fazer? Encaixar, observar o movimento? Sentir o peso da peça?

_____

O que mais você observa?

_____

Qual é o objetivo de "microcomportamentos" em cada segundo do que você está observando? Quais são os objetivos dela?

_____

O que a fez feliz?

_____

O que a fez sorrir?

_____

O que a fez querer repetir?

_____

Se ela repetiu, é porque gostou. O que a fez abandonar o brinquedo?

_____

O que a fez desistir?

_____

O que a fez ficar confortável?

_____

Faça sua observação de forma a responder todas essas perguntas. É a partir disso que vamos decidir todos os passos seguintes!

Exercício 1

Grave um vídeo de três minutos do seu filho ou da criança que você atende, ou de qualquer outra criança (com permissão), e responda todas as perguntas apresentadas.

Exercício 2: Adivinhação

Observe um parceiro que está com você e tente prever, pela observação de microexpressões, para onde está olhando.

Exercício 3

Observação de uma cena e tentar lembrar de todos detalhes. Por exemplo, ir a um restaurante, fazer lista de todos os detalhes e pedir para a pessoa que esteve lá com você confirmá-los.

Exercício 4: Caso clínico

Se fosse alguém que está começando o treinamento, ilustrado no quadrinho a seguir, o que você orientaria a fazer diferente em sua conduta?

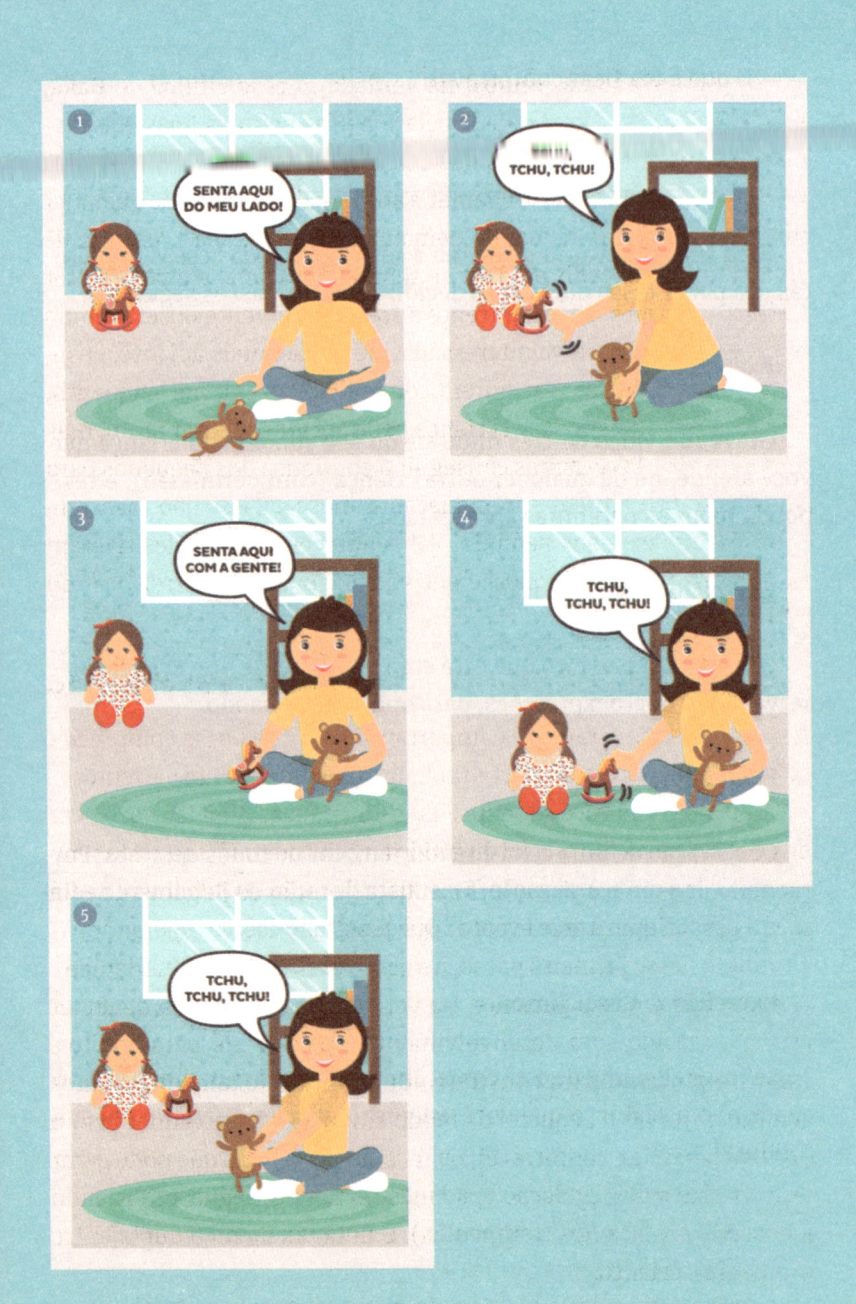

A criança vai até a AT e brinca um pouco com ela, mas depois retorna para o lugar em que estava.

Na cena retratada, vemos, na verdade, o caso clínico de Kaká, uma mãe incrível e apaixonada pela sua filha Lourdes, mas que ainda não conhecia as técnicas das Estratégias Naturalistas baseadas na ciência ABA. Ela queria chamar a atenção da sua filha de qualquer maneira e acabava lhe dando demandas. Nessa etapa 1, em vez de chamar a filha e pedir para vir se sentar perto dela, ela poderia ter ido até a Lourdes, sentado frente a frente e somente observado no que a menininha estava interessada. Claro que, mais adiante, ensinaremos as crianças a seguirem comandos. Porém, por enquanto, temos que conquistá-las. A criança pode até vir se sentar junto, mas logo se afasta. Precisamos conseguir a confiança dos pequenos para que eles se aproximem e permaneçam conosco. E isso não vai acontecer porque estamos pedindo. Vai acontecer quando eles tiverem tanto prazer em ficar conosco que vão nos buscar e querer ficar do nosso lado.

Auto-observação

A observação do terapeuta é importante para que possa compreender e reconhecer o que ocorreu consigo mesmo durante o evento.

Mapeie: como você se sente com esta criança? Algo fez você ficar ansioso? Para você, o que foi divertido na brincadeira? O que está sentindo corresponde à situação? Que interpretação ou julgamento está tendo com relação a esse evento? Que resultado estava esperando?

Então, nesse primeiro passo, a missão é entender profundamente sobre nós e nosso paciente. Na verdade, isso vale para qualquer criança, mesmo com desenvolvimento típico, e até para adultos. Isso é importante para construir um bom relacionamento! Vamos sempre observar o pequeno de modo singular, compreender bem o que o deixa feliz e confortável, ou mesmo perceber o que pode gerar desconforto e desregulação e, ao mesmo tempo, seguir retornando a observação para nós (terapeutas). É uma via de mão dupla entre terapeuta e criança.

É importante que o terapeuta tenha condições de se cuidar. Chegar para as sessões tranquilo, estar o mais bem preparado possível para aquele ambiente e aquela responsabilidade. Para sermos cada vez melhores terapeutas, além de desenvolver nossa capacidade de observar o mundo com os olhos da criança, precisamos ter uma capacidade extra de regular nossas próprias emoções. As famílias que atendemos estão em uma situação de grande vulnerabilidade adicional e, muitas vezes, não é fácil atendermos nesse ambiente, pois ativa nossas próprias emoções.

Exercício 1
Para aguçar os cinco sentidos
Diga:

- cinco coisas diferentes que você pode ouvir agora;
- quatro objetos que você consegue tocar de onde está;
- três cheiros que pode sentir neste momento;
- duas coisas que pode ver se mexendo;
- uma coisa cujo gosto pode sentir agora.

Exercício 2
Atenção plena

Você consegue ir até o ambiente onde está a criança e somente observar o que ela faz, sem pedir que faça algo? Quais são seus pensamentos? Você se sente bem fazendo isso? Faz autocríticas? Sente-se pouco útil? É difícil para você fazer isso? O que sente?

_____

_____

_____

Quando desenvolvemos nossa Observação Singular, aprimoramos os sentidos e a capacidade de concentração. Tornamo-nos capazes de estabelecer uma conexão segura com a criança e alcançar uma relação leve, prazerosa e de muito respeito.

Então lembre-se: o vínculo é a base do nosso trabalho e a observação é o primeiro passo para alcançá-lo.

É possível que muitos pais e profissionais agora percebam que fazem isso de forma automática. Acreditem, essa é a principal dificuldade de muitos terapeutas e é por isso que não conseguem aplicar tudo o que estudam e sabem sobre terapia comportamental.

A vontade de colocar em prática seus conhecimentos é tanta e eles estão tão conectados com sua própria visão do que precisam fazer, que se esquecem de abrir espaço na mente e na estratégia para o paciente. Desde o primeiro momento, a criança está nos dando informações riquíssimas com sua postura corporal e suas microexpressões faciais.

Lembre-se: mesmo que você já conheça o paciente, mudar seu olhar e parar para observar como se fosse a primeira vez fará muita diferença!

Agora liste objetivos de condutas próprias que serão aplicadas de forma diferente nas próximas sessões:

_____

_____

_____

_____

_____

Recapitulando – **Passo 1: OBSERVAR**

- ✓ Observar quais são os objetivos da criança;

- ✓ Mapear o que faz a criança feliz, o que ela gosta e não gosta;

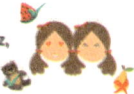

- ✓ Analisar o que fez a criança desistir ou se afastar de uma atividade;

- ✓ Observar a si mesmo suas emoções;

- ✓ Observar o ambiente externo, tudo que ele possibilita e no que ele interfere;

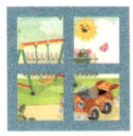

- ✓ Entender as dificuldades atencionais da criança;

- ✓ A observação empática e singular muda não só as terapias, mas também as relações!

Passo 2

Aproximar

No passo anterior, exercitamos a nossa capacidade de observação. Entender o que a criança gosta e o que ela rejeita nos ajudará a evitar erros e no contato interpessoal que começará nesta etapa.

Observe essa cena

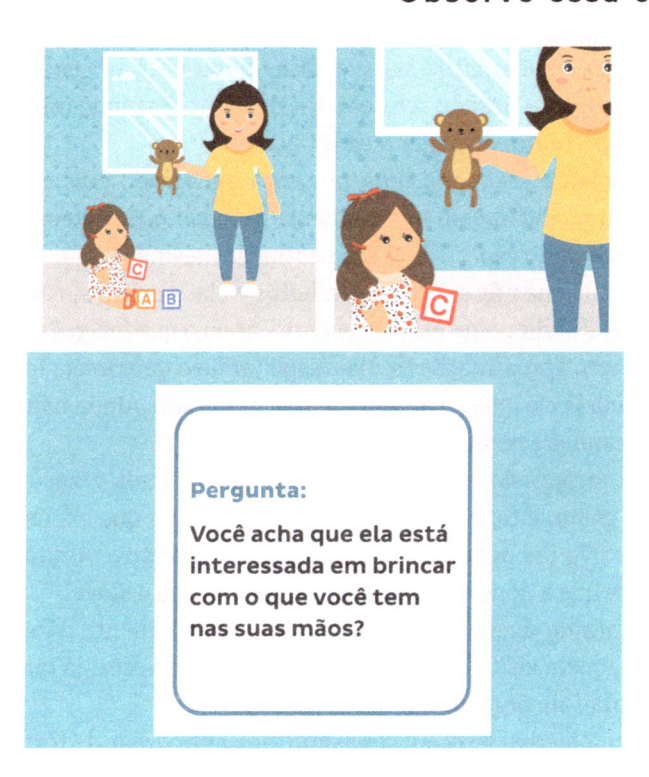

Pergunta:

Você acha que ela está interessada em brincar com o que você tem nas suas mãos?

A terapeuta está sendo "legal" com a criança? Você acha que, mesmo com a melhor das intenções, a terapeuta está alcançando nosso princípio fundamental, que é estabelecer o vínculo humanizado, de modo que a criança seja estimulada de uma forma agradável, seguindo sua liderança e motivação? Ela tem boa intenção, mas está trazendo uma ideia dela e não seguindo a da criança.

Agora vamos entrar no ambiente da criança e permanecer perto dela, dividindo o mesmo espaço. A distância média, que funciona na maioria dos casos, é ficar a um metro de distância. Nosso objetivo é fazer com que ela aceite a nossa presença e, até mesmo, comece a achá-la interessante.

Proporcionar estímulos que vão ajudar no desenvolvimento desse pequeno e criar um vínculo humanizado só será possível se gerarmos sensações agradáveis para ele. Afinal, ao entrar no espaço de alguém, temos que tomar certos cuidados, não é mesmo?

Quando alguém entra na sua casa, como você se sentiria se a pessoa chegasse tirando seus objetos do lugar? Fazendo milhões de perguntas? Tentando pegar algo da sua mão?

Certamente não seria uma presença agradável, pois é preciso chegar com cuidado em um ambiente que não nos pertence. Aqui, vamos entrar no espaço de outra pessoa da mesma forma.

Por mais que nós sejamos os adultos e ela, a criança, não temos direito de decidir como ela precisa brincar ou o que fazer. Então iniciamos com aproximações sutis, respeitando o quanto ela tolera de proximidade e o quanto aprecia aquele momento. Ainda não vamos dar demandas e nem pedir coisas.

Aqui, o segredo é fazer por mais tempo e mais vezes o que a criança gosta, e ficar atento para não insistir no que ela demonstrar que não lhe agrada ou até que lhe seja aversivo. Assim, fazemos com que a nossa presença se torne divertida e afável.

Lembra do exemplo de casa? Você provavelmente não gostaria que aquela visita inconveniente viesse mais vezes, já que ela te trouxe mais incômodos que bem-estar.

Nosso objetivo e foco é conseguir nos aproximar de forma leve e, principalmente, não invasiva. Queremos ser a visita que é sempre bem-vinda!

COMO FAZER?

**Chegar perto sem demandas.
Cuidado com as demandas!**

Mexer nos brinquedos de uma criança com muita rigidez mental, por exemplo, já é considerado uma demanda, uma forma de trabalhar essa flexibilidade.

Primeiro, fique no espaço da criança **sem dar demanda**. Antes de mais nada, vamos conversar um pouco sobre o que é não dar demanda!

Dar uma demanda é fazer um pedido, uma solicitação, pedir coisas para a criança. Cada vez que alguém nos pede algo, temos que parar de fazer o que estamos fazendo para cumprir o que a outra pessoa quer. Isso pode ser chato.

Em nossa experiência no Instituto Singular capacitando terapeutas e pais ao longo de todos esses anos, fica muito claro que, na grande maioria das vezes, as pessoas não conseguem resultado na estimulação porque já chegam dando demandas para a criança. Mesmo querendo ser gentis e agradáveis, tendem a iniciar esse contato com pedidos.

Olha só, quantas vezes você já começou seu contato dizendo: qual é o seu nome? Você está brincando com o dinossauro? Que cor é essa? Quantas peças legais! Você gosta delas? Gosta de brincar disso?

Para nós, adultos, essa abordagem parece gentil e simpática, uma forma de demonstrar interesse. Porém, quando chamamos o pequeno ou perguntamos algo, isso **exige uma resposta.**

Por exemplo, chamar a criança pelo nome é ou não uma demanda? A sua resposta automática pode ter sido "não", afinal estamos apenas dizendo o nome dela.

Só que, veja, o que queremos quando dizemos o nome de uma pessoa? Queremos direcionar a atenção dela para nós. Trazer o foco para o que estamos falando, queremos que ela pare o que está fazendo para olhar na nossa direção, nos ouvir e até responder.

Então sim! Chamar o nome da criança é uma demanda disfarçada.

Assim, nossa interação nada mais é do que um comando e, portanto, uma demanda disfarçada! Então, na maioria das vezes, o que vai acontecer é a criança tentar se esquivar do seu contato social e da interrupção da brincadeira dela.

Mostrar para o pequeno um brinquedo novo muito divertido é ou não uma demanda?

Você pode até pensar que está apenas tentando ser legal, fazendo com que ele se interesse e goste da sua presença. Certo?

Nada disso. Na realidade, estamos dando mais um comando disfarçado. Queremos que ele olhe e, por vezes, até dizemos: "Olha só que legal!".

Estamos, mais uma vez, incluindo uma demanda, querendo atenção e interação desse paciente que ainda não está em sintonia conosco e que, certamente, considerará o pedido uma forma de invasão do espaço dele.

Nesse caso, ainda temos mais alguns agravantes relacionados à fala. A pergunta implica em uma resposta verbal, que pode ser algo demasiadamente complexo para alguns pequenos no espectro.

Outro ponto é que, para as crianças que têm dificuldade atencional e/ou ainda não adquiriram a linguagem, o número de palavras ditas pode ser motivo de confusão e desregulação. Além de ela não conseguir acompanhar o que foi falado, pode se sentir sobrecarregada pela quantidade de informações em pouco tempo.

A criança está lá, feliz, concentrada, fazendo as coisas dela, buscando sentido, e precisa ficar respondendo e fazendo coisas das quais não está a fim, quando somos nós quem solicitamos. O que vai acontecer? Ela vai achar chato e se retirar.

Exemplos de demandas:
- Fazer perguntas;

- Chamar a criança;
- Pedir para olhar para algo;
- Mostrar algo que você ache interessante (na intenção de que ela olhe para o brinquedo ou objeto).

Pode parecer difícil para os terapeutas porque causa a sensação de "não estar fazendo nada". Como se ficar falando, pedindo e perguntando coisas fosse estimular mais, e não é!

É comum que a ideia dos profissionais seja de que a boa terapia é aquela que consegue respostas, mas não é isso que é estimular. Não é necessário encher o pequeno de demandas, e isso pode até ser aversivo. Aqui nosso trabalho é começar a **seguir a liderança da criança, ou seja, fazer junto o que ela quer!**

E, como você já aprendeu a observar no passo anterior e sabe do que o paciente gosta, será mais fácil conseguir entrar na atividade.

Você pode oferecer as peças de que o pequeno precisa, ajudá-lo a conseguir o que quer. Também pode pegar brinquedos parecidos e entender se ele se sente bem com a sua brincadeira. Somente auxiliando, sem mostrar o que você acha legal, chamar ou fazer perguntas.

Então, sempre com atenção ao fato de não dar demandas, você deve ficar na mesma altura dele. Mesmo sentado no chão ou na mesinha juntos, é primordial respeitar sempre o limite de proximidade. É o que chamamos de aproximação com distanciamento confortável, em que, além de não mexer nos objetos e dar demandas, também não chegamos mais perto do que é permitido.

Como você saberá que está respeitando o limite e, ao mesmo tempo, realizando uma aproximação? A melhor forma de trabalhar com os pequenos é lendo suas microexpressões faciais e expressões corporais.

Por meio delas é possível identificar o quanto estão se interessando ou não por nós naquele momento, para, então, definir os próximos passos da intervenção. Estar abaixado, numa distância respeitosa, também possibilita que você observe essas expressões, movimentos e comportamentos com mais clareza.

No entanto, é preciso um olho calibrado para fazer a leitura certa do que ele está nos indicando:

- Ler as expressões e respostas corporais e faciais da criança;
- Analisar se, de alguma forma, mesmo que sutil, algo lhe é aversivo;
- Atentar-se na aproximação: ela faz careta ou caras de alegria?;
- Observar se ela está se afastando ou aceitando a nossa presença.

FALAR, NARRAR E COMENTAR

Vamos narrar as ações ou fazer comentários sobre os seus brinquedos. O foco é totalmente no pequeno e nos seus interesses. Nós temos algumas formas de interação que vão chamando a atenção aos poucos, sem interferir na atividade. Geralmente, eles se interessam quando fazemos sons engraçados.

Podemos:
Fazer comentários repetidamente sobre o que ela está fazendo. Vamos ser a "voz" dessa criança:

- "Colocou!" / "Tirou!";
- "Subiu!" / "Desceu!";
- "Roda ! Roda! Roda!";
- E outras palavras soltas que façam sentido para a brincadeira.

Fazer sons engraçados e onomatopeias para as ações dela, como:

- *"Ploft!"*;
- *"Crash!"*;
- *"Bum!"*;
- *"Wii!"*;
- *"Tum-tum-tum!"*.

Dica: **Para treinar as onomatopeias, você pode assistir vídeos de sons do YouTube e tentar imitar, ver desenhos e filmes prestando atenção aos efeitos sonoros das ações e até verificar como histórias em quadrinhos trabalham essas questões.**

Descrever o que ela está fazendo:

- "Agora pegou!";
- "Colocou no chão";
- "Dinossauro verde";
- "Bola amarela".

Lembre-se de que a narração precisa estar condizente ao movimento, à velocidade da ação e exatamente no tempo que ela ocorre. Se demorarmos tanto para falar "subiu" que a criança já está descendo um carrinho pode causar mais confusão na comunicação e na interação com ela.

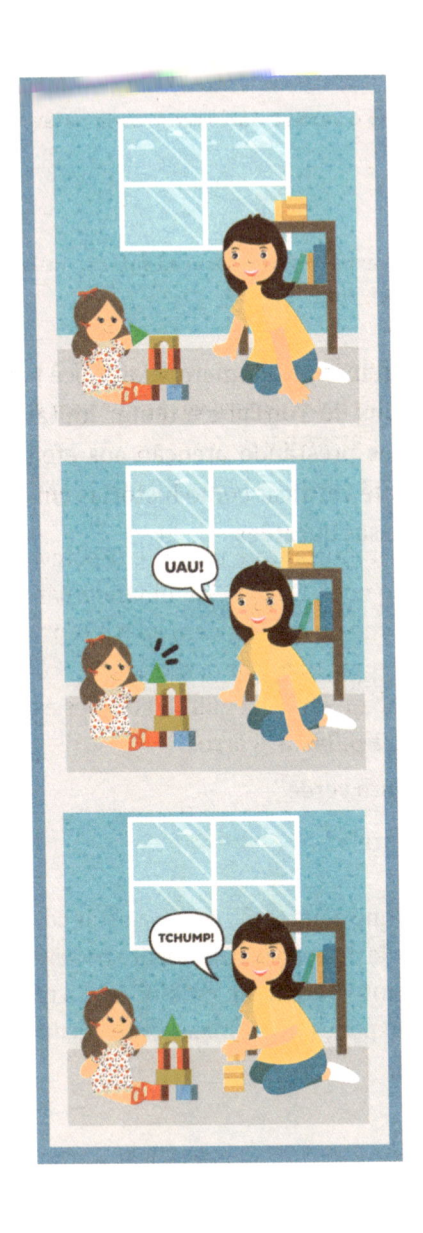

Se a criança **não é verbal**, narrar com **uma palavra**.
EX.: Pegou.
 Colocou.
 Rodou.

Se a criança **é verbal e fala palavras soltas, únicas**, narrar com **duas palavras**.
EX.: Azul, caiu!
 Roda, girouuuu.

Se ela já fala **duas palavrinhas,** você pode usar três palavras para descrever e assim por diante.

Outro cuidado importante é narrar e descrever o que a criança está fazendo e não você. Se ela está olhando para outro objeto e o terapeuta diz o nome do que está em suas próprias mãos, ela pode se confundir e misturar tudo nas associações.

Por exemplo, no quadro a seguir, a Lourdes está olhando para o elefante e ouvindo a palavra "carro".

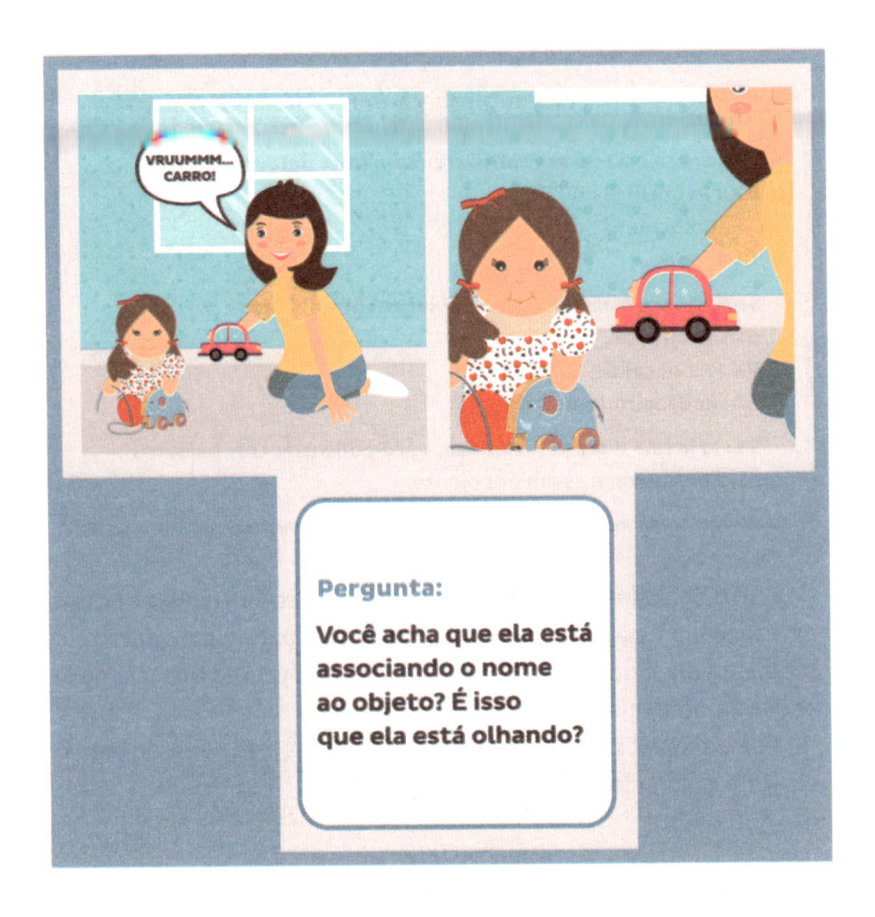

> **Pergunta:**
>
> Você acha que ela está associando o nome ao objeto? É isso que ela está olhando?

O QUE **NÃO** FAZER

Grandes erros nesse momento:

- Aproximar-se demais fisicamente;
- Falar alto na tentativa de fazer a criança olhar;
- Chegar mais perto, também na intenção de chamar a atenção do pequeno;

- Perguntar se você pode fazer isso ou aquilo;
- Ao abaixar, colocar a cabeça muito perto do espaço da brincadeira;
- Tocar na criança;
- Pegar o brinquedo dela;
- Tocar no rosto da criança para ela olhar para você.

PONTOS DE ATENÇÃO

- Expressões faciais;
- Expressões corporais;
- Vocalizações (sons ou gritinhos que a criança pode fazer);
- Comportamento de esquiva (pode ser o comportamento clássico de não entrar em contato com o que estamos oferecendo, ou sutil, como olhar para baixo, para outro lado, deitar no chão etc.);
- Respeitar o espaço e a distância;
- Observar se a sua presença está começando a ser aceita.

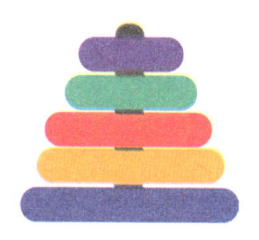

EXPRESSÕES FACIAIS DE AVERSÃO

Atenção também aos sinais nos olhos, boca, nariz e sobrancelhas.

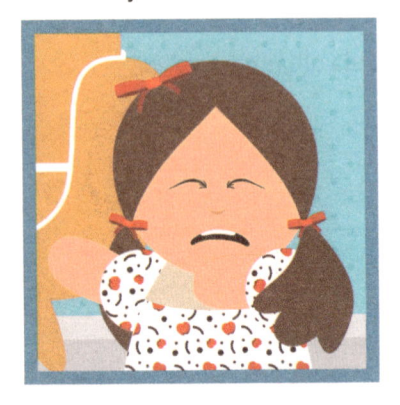

Criança se encosta em algo e começa a reclamar

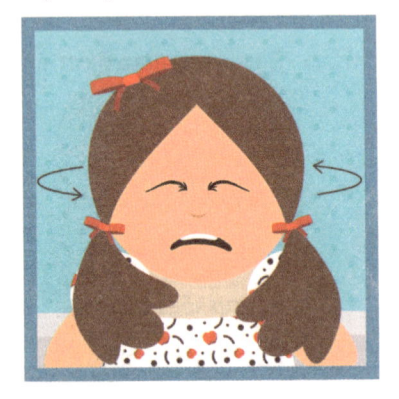

Criança olha para os lados e emite sons de reclamação

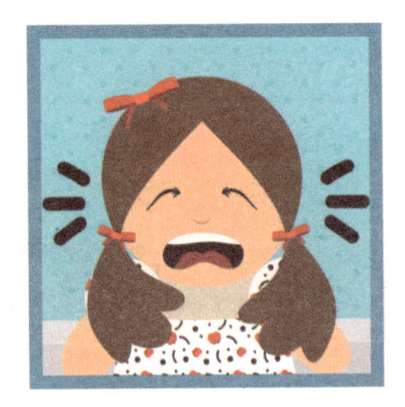

Aperta os olhos e abre a boca em protesto

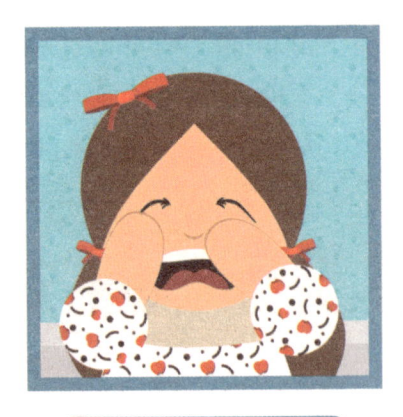

Coloca as mãos no rosto e reclama

Passo 2: Aproximar

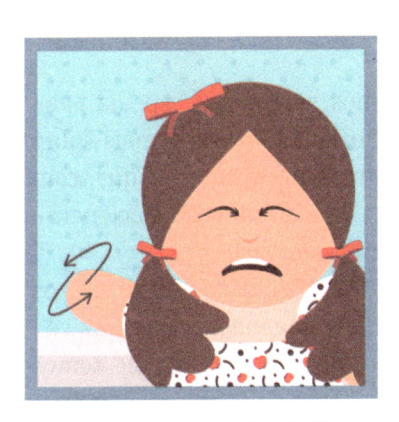

Abana as mãos

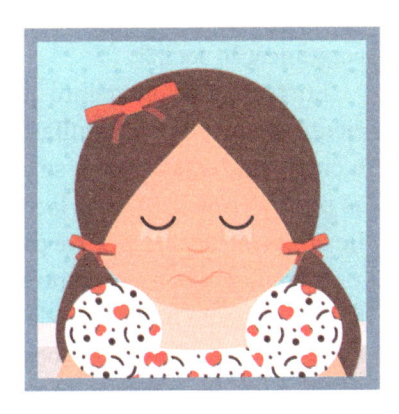

Inclina a cabeça levemente para baixo e choraminga

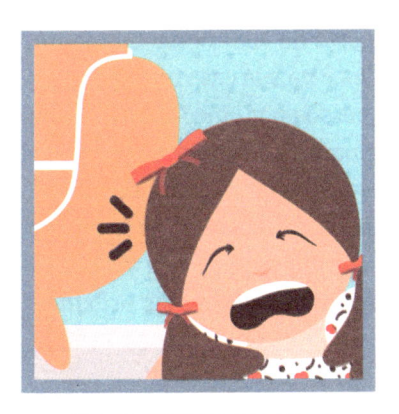

Encosta ou bate a cabeça em algo que está ao lado

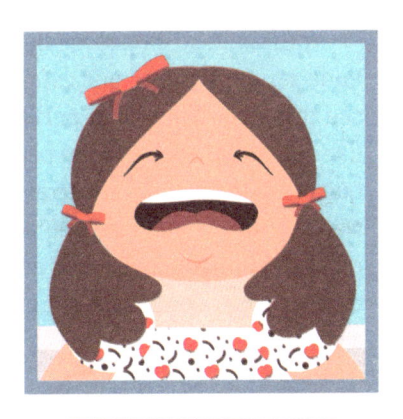

Inclina a cabeça para trás, reclamando

E se a criança apresentar algum desses comportamentos? Pare o que está fazendo e volte ao passo anterior para descobrir o que ela quer fazer.

Além disso, interagir e se relacionar é o que mais queremos ensinar para os pequenos. É a partir disso que muitas outras habilidades são construídas, como um diálogo, por exemplo. A base de tudo é a comunicação social!

Em todo relacionamento que vivemos, seja entre terapeuta e paciente, amorosos ou familiares, é primordial aprender mais sobre o outro para que os laços se estreitem. O que acontece é que, com as pessoas com TEA, esse laço precisa de mais atenção, paciência e flexibilidade da nossa parte para ser firmado.

Justamente porque, como sabemos, a dificuldade central para os autistas está na habilidade de iniciar, compreender e manter a comunicação social. Quando observamos de maneira singular, temos dados para nos aproximarmos do pequeno de forma respeitosa e prazerosa e, com isso, temos também maior chance de sucesso nas nossas terapias.

Exercício 1

Aproxime-se da pessoa que está perto de você nesse momento. Pode ser um parente que esteja com você na sua casa ou alguém do seu trabalho. Tente ficar perto dessa pessoa por cinco minutos sem dar demanda. Você não vai perguntar nada, vai somente observar o que ela está fazendo, mostrar interesse, elogiar, sorrir e ser gentil. Não vai fazer nada além de ser legal. Pode ser que a outra pessoa estranhe um pouco. Se isso acontecer, é um sinal de que você precisa repensar como está se relacionando com as pessoas próximas a você.

Exercício 2

Agora vamos treinar a narração e o uso de expressões e sons com as dicas que demos.

Vá ao mercado e observe as pessoas na área das frutas e legumes. Mentalmente (por favor!) comece a narrar as ações delas. Por exemplo: "Uma laranja, duuuuas laranjas..."
"Tomate! Uauuuuuu! Que caro!!!"
"Devolver - Tuc!"
Quando terminar, perceba o que foi mais difícil para você. Sentiu-se "bobo" fazendo os sons? Narrou as ações com mais de duas palavras?

Exercício 3

Vá até a cozinha em silêncio (sei que é algo muito difícil na casa de quem tem filhos, por isso espere todos irem dormir). Prepare algo para comer ou beber que envolva mexer na geladeira, usar utensílios domésticos e micro-ondas. Em silêncio, observe o som das coisas de cada uma das suas ações. Tente reproduzir. Descreva pelo menos três sons.

Exercício 4

Assinale "V" (verdadeiro) ou "F" (falso) para as sentenças que você acha que são demandas:

( ) Pedir "toca aqui" para a criança depois que ela realiza uma ação.

( ) Perguntar se a criança achou legal.

( ) Dizer "uaaaaaau" quando ela faz algo.

( ) Perguntar se quer mais quando você percebe que ela gostou do que você fez.

( ) Facilitar a abertura de tampas de caixas cujo conteúdo interessa à criança.

( ) Após a criança emitir um som enquanto mexe no carrinho, como "*bruuuummm*", por exemplo, perguntar: "Como faz o carro?" (Na intenção de que ela faça novamente o som.)

Caso clínico

Você faria algo diferente nessa situação? Acha que o comportamento da terapeuta foi adequado para o passo 2?

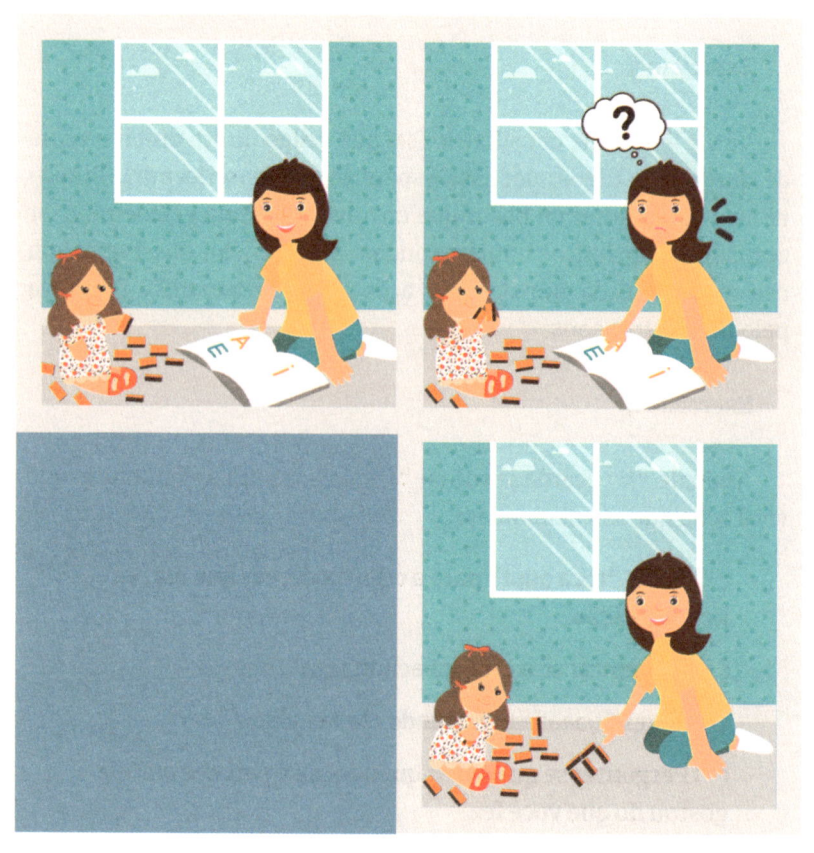

Na cena anterior, a aplicadora foi sensível ao perceber o interesse da criança. De forma adequada, pegou outras peças e fez a letra com as peças que a pequena queria brincar. Deu uma função ao objeto que estava sendo usado de maneira repetitiva (possivelmente para alinhar). A terapeuta errou ao dar uma demanda trazendo algo que ela queria ensinar (o livro) e ignorando a escolha da criança (blocos de madeira), mas rapidamente percebeu seu erro e entrou no interesse da criança e ainda associou seu material ao interesse da pequena! Poderia ter feito alguma narração ou som. A sessão ficou muito silenciosa. Tudo é uma questão de adaptar a forma de ensinar.

Recapitulando – Passo 2: APROXIMAR

- ✓ Vamos ficar de olho nas microexpressões faciais e corporais de aversão ou interesse;

- ✓ Siga o líder! Nessa etapa a criança lidera e nós acompanhamos o que a interessa;

- ✓ Ficar na mesma altura da criança, sempre respeitando o limite de distanciamento confortável para ela;

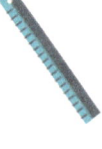

- ✓ Ficar sempre frente a frente com a criança;

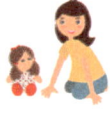

- ✓ Se, mais que tolerar, ela permite interações sutis, começamos a narrar a brincadeira e fazer sons engraçados; PLUFT!

- ✓ Ajudar na atividade entregando peças que faltam ou com algo que ela precise abrir ou alcançar;

- ✓ Nenhuma dessas interações pode envolver **DEMANDA** – ou seja, sem nenhum tipo de perguntas, mudanças, pedidos –, nada que implique em algum tipo de **RESPOSTA**.

Passo 3

Espelhar

No passo anterior, começamos nossa interação com a criança através de aproximação, seguimento de liderança, narração de ações, onomatopeias e auxílios.

Nesta etapa seremos como um espelho da criança. Vamos imitá-la, realizando os mesmos movimentos com brinquedos semelhantes e, ao mesmo tempo, ser a voz dela fazendo comentários. Quando o pequeno começa a aceitar essa interação, tem interesse no que estamos fazendo, algumas vezes já até começa a imitar de volta o que estamos fazendo, sorri e não tem mais medo nem aversão. É nesse ponto que queremos chegar!

No entanto, enquanto está envolvido na sua própria brincadeira, ele nem sempre vai querer a participação de outros interferindo na sua atividade. Por isso, antes de ser esse espelho de forma total, precisamos ganhar a atenção aos poucos e deixá-lo confortável. Afinal, como vamos ensinar novas habilidades e comportamentos para um paciente que não está interessado em brincar com a gente? Que não entende ainda a importância de realizar nossas demandas, nosso Programa Comportamental?

O que fazer?

Estratégias baseadas no Modelo Denver de Intervenção Precoce:

- Colocar-se, a partir dos sinais da criança, em distanciamento confortável;
- Falar, narrar e comentar;
- Imitar suas ações e movimentos de forma gradativa;

> Usar materiais semelhantes aos dela para fazer imitação de movimentos das brincadeiras em vez de usar peças que estejam no conjunto das que a criança está usando.

Como fazer?

Primeiro, lembre-se de que autistas, muitas vezes, têm alterações sensoriais! Então a proximidade, o toque e os sons podem ser questões delicadas e o paciente pode ter muita sensibilidade com esses estímulos.

Temos que chegar perto, começando sem tocar na criança nem em seus brinquedos ou objetos que esteja usando (pegue outros para imitar), com tom de voz baixo, nos aproximando devagar e respeitando os limites. Antes de tudo, é essencial saber até onde se pode ir com cada paciente para deixá-lo seguro.

Imitar ações e movimentos

Agora que nossos sons e comentários são aceitos e parecem despertar interesse, vamos brincar de fazer igual à criança! Independentemente do que ela esteja fazendo, seja colocando uma bolinha num pote, mexendo com um objeto de um lado para o outro, jogando peças para cima... O que importa é imitarmos o comportamento!

Mas, veja, já falamos aqui sobre a importância de respeitar o espaço do pequeno e não interferir na atividade divertida que está realizando. Então nunca devemos tomar o objeto das mãos dele e, sim, procurar algo semelhante para usar.

Enquanto isso, continuamos com as palavrinhas para narrar, fazendo sons engraçados e breves comentários.

Nossa atitude de, em vez de propor algo novo, imitar o que a criança está fazendo passa a mensagem de que gostamos daquela ideia. É uma forma de valorizar o interesse. A brincadeira precisa ser divertida para ambos.

Esse comportamento tende a ser o oposto do que normalmente fazemos, que é trazer um objeto ou sugestão nova de atividade acreditando que isso fará o paciente nos achar muito legais. No entanto, acabamos desvalorizando as ações dele e, consequentemente, parecemos mais chatos do que interessantes.

Quando a gente se senta frente a frente com o pequeno, se interessa e faz igual a ele, abrimos um leque de novas possibilidades para a relação. Quem está no comando é ele, então não há necessidade de preocupação em ter seu espaço invadido ou seus brinquedos tomados.

Além de ser extremamente importante seguir a liderança da criança para que a intervenção ocorra da maneira mais tranquila e prazerosa possível, já estamos dando um exemplo a ser seguido: a imitação.

Tudo que queremos ensinar aos pequenos, independentemente de diagnóstico, começa pelo modelo. Fazemos primeiro para que eles sigam o nosso exemplo com o passar do tempo.

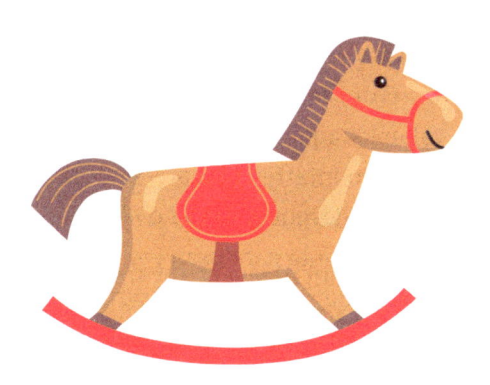

Exemplos gradativos do espelhamento — Possibilidades de acontecimentos

Aceita a presença, mas não a interação

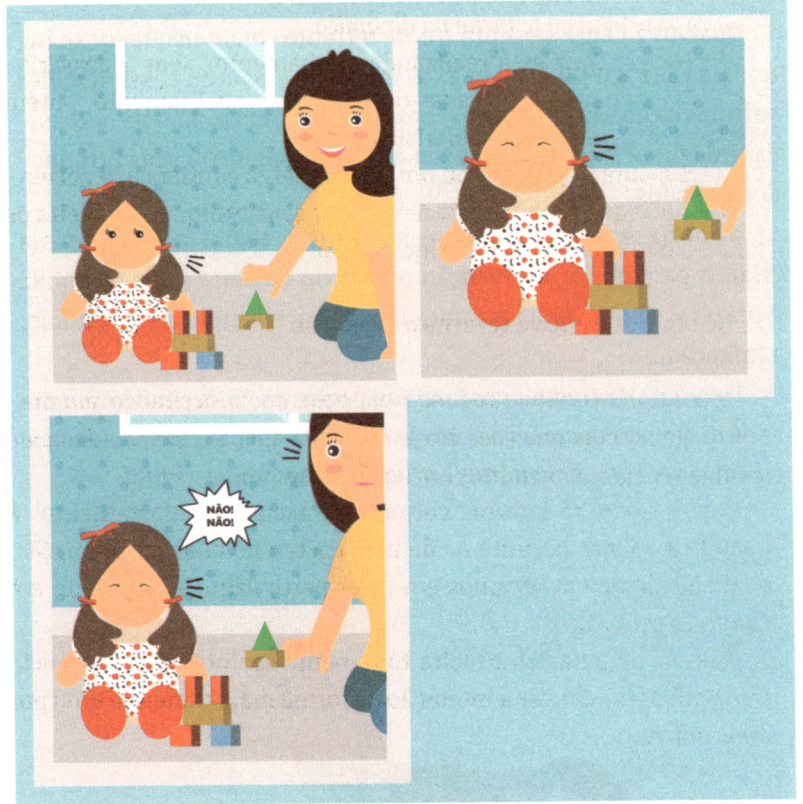

Em vez de comentar e imitar, o adulto propõe algo diferente.

Essa é uma situação ruim para a criança! Causar aversão ou até descontrole emocional após já termos conquistado a aproximação pode prejudicar totalmente os próximos passos da terapia.

O trabalho do terapeuta aqui é de fazer alguns sons, comentários, imitar e buscar maneiras sutis de fazer com que o pequeno comece a achar a sua pessoa interessante e divertida, **e não de trazer algo diferente para a atividade.**

Aceita a presença e a interação, mas não retorna

Claudinha segue alinhando seus dinossauros, aceita sua presença e seus comentários sobre a brincadeira, parece estar confortável com você ali, junto com ela e os brinquedos, sem trazer outras propostas. No entanto, não te olha ou te inclui na dinâmica.

A criança ainda está realizando alinhamentos sem necessariamente se interessar pelas suas tentativas de espelhamento, porém não está mais na posição defensiva.

O terapeuta já conquistou um pouco mais a confiança, o paciente entendeu que ninguém irá mexer nos seus brinquedos, aceita os sons e a permanência sem se incomodar.

Aceita a presença e retorna a interação

Mariazinha continua rodando sua bola, agora aceitando sua presença. Ela permite que você esteja ali junto dela, te olha rapidamente quando você faz comentários e acha graça nos sons e a imita.

Aqui já não há leituras corporais e faciais de afastamento! É quando a criança permite ou demonstra um nível de aproximação, dá sinais de que avançamos em fazer parte daquele momento em conjunto com ela.

Saímos de uma brincadeira totalmente sozinha para um início de partilhar e suportar a interação de forma mais tranquila e/ou por mais tempo.

Aceita a presença, retorna interação e imita de volta

Joãozinho estava enfileirando seus carrinhos sozinho. Mas, neste momento, além de aceitar a presença do seu terapeuta, sorri, se vira para ele, observa o que está fazendo com outro objeto semelhante e imita as ações ou sons.

O pequeno começa a perceber que é gostoso compartilhar aquele momento com você, que também pode ser interessante e divertido ter alguém ali querendo fazer o que ele está fazendo. A criança olha, sorri e até imita o profissional sem que nenhum pedido desses comportamentos seja feito.

Ou seja, no nosso exemplo, a criança se interessou, olhou, sorriu, deu abertura e até deu início a uma imitação!

E se a criança faz estereotipia? Imito também?

Se a criança fizer movimentos repetitivos, nós podemos fazer movimentos semelhantes, dando alguma função.

Por exemplo, se a criança está pulando, podemos pular também e cantar a música da "Pula, Pula, Pipoquinha!".

Se ela estiver rodando alguma peça, podemos fazer o mesmo com uma peça semelhante e narrar: "Girando, girando! Giroooou" (e lançar girando no chão, subir e descer etc).

Se, com imitação e narração, conseguirmos o olhar, o interesse e o sorriso da criança, já temos ganhos importantes mesmo realizando uma estereotipia que antes não tinha função além de autorregulação ou autoestimulação.

Observações sobre alinhamentos e empilhamentos

Quando falamos de autistas que gostam muito de fazer alinhamentos, que têm mais dificuldade com flexibilidade mental, aguentar que nós façamos algo diferente com as nossas peças para eles já é desafiador.

Nesses casos, com muito cuidado, podemos até testar algumas leves variações da brincadeira, como pôr na cabeça e deixar cair, bater, girar a rodinha... Isso será importante também para compreender o limite de sua rigidez.

Então o momento em que esse vínculo já se estabeleceu é perfeito e ideal para começar a incluir, aos poucos, alguns objetivos do Programa Comportamental definido para estimular o desenvolvimento, que faremos na próxima etapa. Vamos continuar seguindo a liderança do paciente e ainda não daremos demandas de forma direta, mas podemos começar a fazer outras coisas.

Pontos de atenção

- Expressões faciais;
- Expressões corporais;
- Vocalizações (sons ou gritinhos que a criança pode emitir);
- Respeitar o espaço e a distância;
- Tempo e distância que suporta a presença de forma confortável;
- Menos movimentos de esquiva.

Atenção: **continuamos não pedindo nada para ele! Os pedidos, as demandas, as variações das brincadeiras virão na próxima etapa. Seguimos acompanhando a liderança, fazendo sons engraçados e narrando.**

Quando não imitar?

Se a ação trouxer algum risco para a criança ou para você ou outra pessoa, não faça! Precisamos cuidar da segurança dos nossos pequenos e também de quem está ao redor.

Exercício 1

Coloque um vídeo no YouTube de algo de que você goste muito. Sim, pode ser de coreografia musical. Agora tente imitar apenas as ações, sem cantar nem interagir verbalmente. Se quiser preencher o silêncio, emita apenas onomatopeias.

Exercício 2

Brincar de "sombra" com alguém que esteja num momento lúdico com você!

Recapitulando – Passo 3: ESPELHAR

- ✅ Imitar os movimentos da criança. Queremos ser legais, demonstrar interesse por ela e pelo que ela gosta;

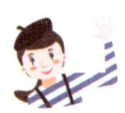

- ✅ Não vamos incluir demanda, tirar os objetos dela ou fazer qualquer mudança no ambiente no qual ela se encontra;

- ✅ Com objetos semelhantes ao dela (pegar outra bola, ou outra peça, por exemplo), realizamos a mesma ação – rodar, jogar, virar...

- ✅ Continuamos na narração e nas onomatopeias;

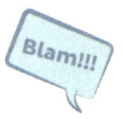

- ✅ Observamos atentamente o quanto a criança se interessa pela nossa participação espelhada na brincadeira. Paramos caso alguma ação pareça aversiva para ela.

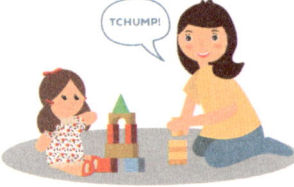

Passo 4

Tocar

Previamente aprendemos a imitar as ações da criança enquanto brincamos com ela, analisando seus interesses. Quando a criança permanece confortável com os passos anteriores sendo realizados, você pode começar a tocá-la com o objetivo de fazer atividades sensório sociais. São jogos que podem envolver movimentos e toques físicos em todos.

Só chegamos nessa etapa se tivermos ganhado alguma confiança e temos a parceria do paciente.

Estimular e gerar bons sentimentos

Geralmente os pais têm uma lista das brincadeiras sensoriais que provocam gargalhadas em suas crianças. Essa é uma etapa divertida e que proporciona muitos estímulos.

Quando falamos sobre o sensório-social, entramos num assunto muito importante que é relacionar a presença das pessoas a algo muito gostoso e que é exclusivo daquele momento. Ou seja, o paciente gosta de ficar com você e tem um ganho quando vocês estão juntos!

Um ótimo exemplo para entendermos isso é que não tem como fazer cosquinhas em si mesmo! Se a criança adora aquele momento, passa até a esperar por ele e associar interações sociais com algo divertido.

O que fazer

Estratégias baseadas no Modelo Denver de Intervenção Precoce:

- Continuar seguindo a liderança da criança;
- Continuar fazendo comentários e imitando as ações;
- Introduzir o sensório-social como reforçador no momento terapêutico.

Como fazer?

Devemos manter a relação e o vínculo já criados com a criança. Então não vamos nos aproximar além do que ela permite, interferir em sua atividade, tomar seus objetos... Nada que possa causar afastamento e desconfiança entre nós.

Continuamos a fazer o que a criança quer, sem dar demandas, trazer novas brincadeiras, fazer perguntas, nem trocar a proposta do momento. No entanto, a criança já está tão à vontade conosco que nos possibilita tocar ou fazer as brincadeiras sensório-sociais de que ela gosta também.

Se o seu paciente gosta de cosquinhas, você pode incluir isso como parte do que estão fazendo. Ele riu dos seus comentários enquanto empilhava os brinquedos? Faça um pouco de cócegas nas mãozinhas ou onde ele permitir que você se aproxime.

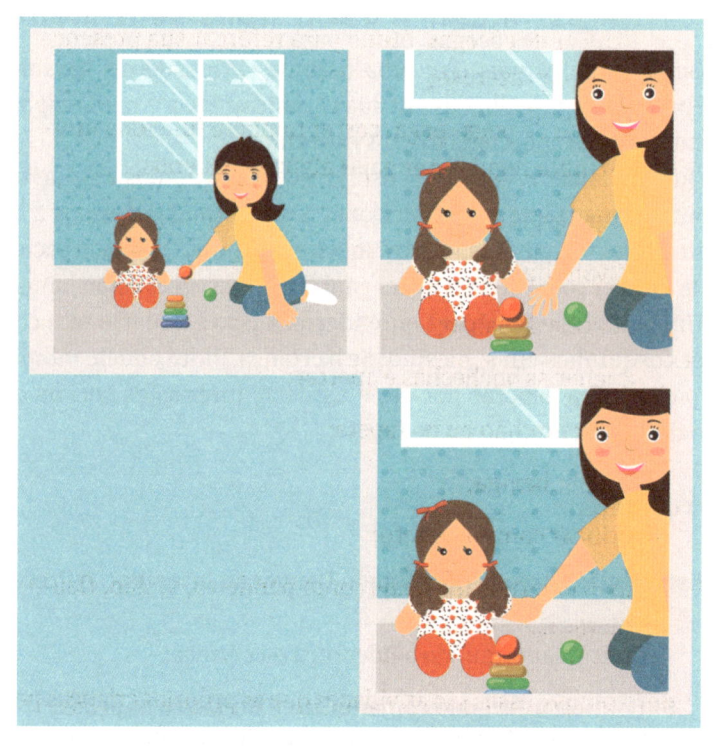

A criança gosta do toque e permite que você pegue na mão dela.

O vínculo dessa etapa é extremamente forte e reforçador! A relação que já era de confiança se estreita ainda mais e, nos próximos passos, será mais fácil e gostoso de aprender novos comportamentos agora que paciente e terapeuta estão mais próximos.

A seguir listamos algumas dicas legais de atividades sensório-sociais que você pode fazer: são as atividades que envolvem música, toque, correria, jogos físicos e essas "bagunças" que muitos pequenos amam! Algumas crianças autistas têm alterações sensoriais, como já mencionamos. Essas brincadeiras mais dinâmicas tendem a chamar mais a atenção por serem mais interessantes para elas.

- Brincar de serra-serra: a criança fica no colo e vamos cantando a música e mexendo ela para frente e para trás;
- Brincar de cócegas: ótimo para reforçar sua presença como algo prazeroso;
- Brincar de pega-pega: correr também funciona muito bem para regular e engajar alguns pequenos;
- Canções;
- Cavalinho;
- Bolinha de sabão;
- Encher as bochechas e apertar;
- Rolar no chão ou no tapete;
- Encher bexiga;
- Brincar com catavento;
- Instrumentos musicais como pandeiro, violão, flauta, maracá...

Com o tempo, essas são atividades que as próprias crianças podem começar a propor. É um excelente norteador de que o social está se tornando interessante e que nossa presença está sendo reforçadora.

Assim, descobrindo do que os pequenos gostam, tirar sorrisos e ganhar a atenção deles vai se tornando uma tarefa mais fácil e natural. Uma boa dica é listar as brincadeiras preferidas, dessa forma saberemos o que funciona melhor para colocar em prática sempre que necessário.

Exercício

Para cada criança que você convive ou atende, montar uma lista das brincadeiras sensório-sociais que os pais usam para fazê-las sorrir, ou seja, quais são suas brincadeiras prediletas. É importante que essa lista seja personalizada, pois uma brincadeira sensorial legal para uma criança pode ser aversiva para outra.

Recapitulando – **Passo 4: TOCAR**

- ✔ Vamos entrar nas brincadeiras por meio de atos sensório-sociais que não podem ser feitos pela criança sozinha, ou seja, precisa da interação com o outro;

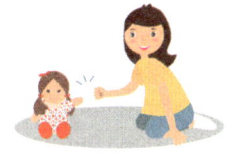

- ✔ Seremos protagonistas das brincadeiras tanto quanto as crianças. Aqui, seremos o principal foco de interesse dela!

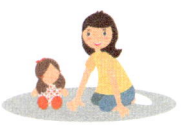

- ✔ Faça brincadeiras que envolvam toques e jogos físicos;

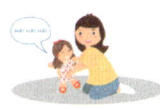

- ✔ Utilize canções e sons animados;

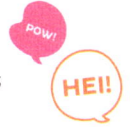

- ✔ Utilize objetos para envolver a criança nos jogos sensório-sociais.

Passo 5

Instigar

No quarto passo, aprendemos a criar jogos sensório-sociais com canções, objetos e toques físicos. Agora vamos continuar esses mesmos jogos, adicionando um elemento a essa brincadeira: faremos pausas incitativas. Mas o que isso significa? Significa que tentaremos instigar o paciente a nos procurar de forma ativa, através de atos comunicativos verbais e não verbais.

Ou seja, já vamos começar a estimular formas de comunicação para que a criança entenda a importância das relações sociais e, também, encontre suas maneiras de expressar o que deseja.

É nessa etapa que começaremos a dar o salto para as demandas e Programas Comportamentais.

Buscamos por atos comunicativos

Primeiro, vamos entender o que são esses atos comunicativos. Aqui estão alguns exemplos:

- Olhar para você;
- Emitir sons (comunicação verbal);
- Balançar os braços;
- Balançar as pernas;
- Apontar para você ou para objetos;
- Mexer a boca (tentando imitar um som);
- Sorrir para você;
- Pedir mais;
- Apontar / cutucar.

Veja que alguns desses atos podem não parecer comunicativos, no entanto, tudo vai depender do repertório da criança! Se ela não emite nenhuma palavrinha e não for capaz disso ainda, podemos considerar um "mexer a perna" como uma dica para continuar a brincadeira.

Todas essas ações e comportamentos são um jeito que o pequeno descobriu para fazer com que você realize alguma ação. Algo como: "Eiiii, vamos lá!".

O que fazer

Estratégias baseadas no Modelo Denver de Intervenção Precoce:

- Continuar seguindo a liderança da criança;
- Continuar fazendo comentários e imitando as ações;
- Continuar com atividades senório-sociais;
- Dar pausas estratégicas em busca de atos comunicativos.

Como fazer?

Você pode continuar a imitar, comentar e realizar as atividades sensório-sociais. Mas, agora, fará pausas esperando qualquer ato comunicativo da criança.

Quando isso acontece, precisamos muito valorizar e reforçar! Todo tipo de comunicação por parte de uma criança autista é uma conquista para nós, uma vez que o cérebro atípico tem essa dificuldade em enxergar as relações sociais como algo prazeroso e até mesmo educativo.

Então continue seguindo a liderança da criança, faça a pausa incitativa e, assim que um ato comunicativo for emitido, reforce com a brincadeira sensorial que ela ama!

Exercício

Para quem tem namorado(a) ou marido/esposa: brincar de cócegas! Provavelmente vocês faziam isso no início do relacionamento. Vamos retomar essa conexão. Comece as cócegas e pause. Continue somente quando ele(a) olhar ou sorrir para você, ou falar algo que você goste.

Recapitulando – Passo 5: INSTIGAR

- ✓ Agora, além de tudo que fizemos até o momento, vamos deixar "brechas" estratégicas para que ela procure ativamente por nós;

- ✓ Vamos iniciar um jogo sensório social, fazer um pouco e parar, esperando que a criança olhe ou emita um ato comunicativo e, só então, continuar;

- ✓ Assim que a criança emitir um ato comunicativo, use muita empolgação para continuar a brincadeira;

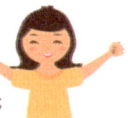

- ✓ É importante usar a criatividade nesses momentos e ter rapidez para reforçar os atos comunicativos;

- ✓ Ato comunicativo não é somente falar! Fique atento aos sinais faciais e corporais do pequeno!

Passo 6

Demandar

No passo anterior, começamos a dar demandas de forma sutil, através das pausas incitativas nas brincadeiras sensório-sociais. Olha só quanto trabalho já tivemos até o momento de introduzir pedidos estruturados do Programa Comportamental!

Agora que você se apropriou dos passos anteriores, acha que faz algum sentido começarmos uma intervenção direto pela aplicação de programas? Sentar na frente de uma criança que não se interessa por nós e preencher uma tabela com "fez/não fez"?

Nosso trabalho é muito mais precioso e complexo. Pode parecer muita coisa a ser feita antes de aplicar o programa de metas de desenvolvimento do paciente, mas, a partir do momento em que os passos de 1 a 5 se tornam orgânicos no corpo e claros no cérebro, nós os realizamos com facilidade e, até, em poucos minutos. Uma das principais dificuldades das crianças autistas é ter flexibilidade mental, sair do *script* do que ela quer fazer e aceitar algo diferente em sua rotina. Por isso, podemos começar adicionando uma variação na brincadeira, introduzindo uma demanda nossa, para trabalhar essa questão.

Essa mudança, que para você pode parecer simples ou pequena, vai exigir muita atenção e entrega do pequeno. Por isso, ele precisa confiar em nós!

O terapeuta ou aplicador dos programas precisa estar, nesse momento, associado a um reforçador para a criança, ou seja, deve ter se tornado a representação de algo divertido, prazeroso e seguro.

A criança confia que não vamos tirar o brinquedo que ela está usando para introduzir uma ideia nossa e fica confortável com a nossa presença.

Além disso, precisamos estar em total sincronia com a criança, compreender o que a faz feliz, o que a motiva, ter mapeado reforçadores intrínsecos e extrínsecos à brincadeira – falaremos sobre eles adiante – e estarmos, ao mesmo tempo, no controle do ambiente e inseridos no universo da criança.

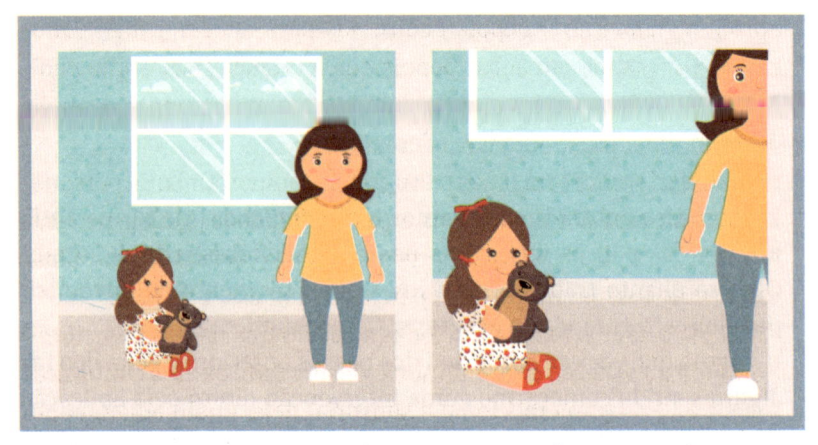

Devemos alcançar essa sintonia e estar com todas as questões sensoriais e emocionais compreendidas. Não faz sentido querer estimular habilidades e incluir nossas demandas comportamentais se não cumprirmos, anteriormente, todos esses pré-requisitos.

Bom, então, vamos às famigeradas demandas?

O que fazer

Estratégias baseadas no Modelo Denver de Intervenção Precoce:

- Continuar seguindo a liderança da criança;
- Continuar fazendo comentários e imitando as ações;
- Incluir demandas do Programa Comportamental;
- Reforçar imediatamente com algo do interesse do pequeno (falaremos mais sobre reforçadores no Passo 7).

Como fazer?

Continuaremos brincando, sempre seguindo a liderança da criança, como discutido nos passos anteriores.

Quando a criança tiver escolhido uma brincadeira e estiver engajada nela, façamos um pouco o que ela quer (por um minuto, aproximadamente) e depois pediremos para ela fazer algo, colocando a demanda em ação! Depois que a criança fizer o que pedimos, voltemos a fazer o que ela quer por alguns segundos e, então, devemos introduzir uma nova demanda.

É importante ter em mãos o Programa Comportamental personalizado, com a avaliação de quais áreas e habilidades aquele paciente está acumulando atrasos, compreender o que precisa ser estimulado e usar as atividades necessárias para trabalhar esses déficits.

Ainda estamos realizando todas as ações dos passos anteriores: imitando o pequeno, emitindo sons, observando os atos comunicativos e a regulação emocional e sensorial dele. Então adicionamos um objetivo do nosso programa como uma variação da atividade.

O que é variação da atividade ou brincadeira?

Variação é fazer algo diferente do que a criança está fazendo com o mesmo material que ela está usando. Tendemos a usar os brinquedos somente com as funções que os fabricantes indicam, mas podemos pensar em dezenas de coisas para fazer com eles. Quanto mais variações, mais imaginação, aprendizagem e flexibilidade mental.

Exemplo:

O paciente precisa desenvolver a habilidade de imitação, que foi constantemente citada como pré-requisito para tantas outras.

Estamos seguindo a liderança dele, empilhando bloquinhos e, rapidamente, propomos uma variação da brincadeira, colocando o bloquinho na cabeça (isso é uma variação) e pedimos: "Faz igual!".

Assim que ele realiza a proposta, mesmo se não de conseguir cumprir corretamente o pedido, reforçamos com algo de que goste muito, preferencialmente voltando a brincar com o que estavam fazendo antes de introduzir a variação e, então, retornamos e, então, retornamos para o empilhamento.

Essa prática de sempre manter a criança engajada tanto na sua atividade quanto nas nossas demandas tem um embasamento científico profundo e comprovado na área da Neurociência, especificamente na neuroplasticidade.

É importante entender que todos esses passos foram criados a partir de intensos estudos daquilo que realmente desenvolve nossas crianças e traz felicidade para elas.

Não fazemos experimentos, não perdemos tempo precioso da capacidade de aprendizagem da infância e não colocamos aquele pequeno dentro de uma caixinha que não lhe cabe. Estimulamos o desenvolvimento com alegria e ciência!

E SE A CRIANÇA NÃO FIZER O QUE EU PEDI?

Hierarquia de dicas: aplicando programas, evitando frustrações

Um cérebro em desenvolvimento precisa de estímulos e apoios adequados para aprender novos comportamentos de forma facilitada e contínua.

A criança com autismo poderá ter dificuldades na comunicação e interação com o outro porque nem sempre conseguirá entender de primeira o que é esperado dela.

Geralmente damos três chances para que ela realize o que pedimos; a cada vez oferecendo um pouquinho mais de apoio para garantir que complete a ação.

Para saber dosar essa ajuda, utilizamos uma Hierarquia de Dicas! Então, enquanto estamos em uma atividade com o pequeno, usamos, em geral, três níveis de apoio que podemos trabalhar:

(**Observação**: sempre utilizando o pedido verbal junto com as ajudas listadas a seguir.)

> Ajuda Gestual: é quando ajudamos de forma visual, apontando para algo a fim de incentivar que a criança realize a demanda.

Por exemplo: queremos que a criança olhe para nós, então usamos a mão para apontar para o nosso próprio rosto e repetimos o comando.

> Ajuda Leve: nesse caso, o pequeno precisa de uma dica um pouco mais concreta e não só um gesto.

Por exemplo: pegamos um brinquedo de que ele goste e colocamos próximo ao nosso rosto, atraindo o olhar usando algo que já é de interesse dele.

> Ajuda Física: quando a comunicação oral e os gestos não são efetivos com o paciente, usamos o toque como dica do que queremos que realize.

Por exemplo: para estimular que a criança realize um comando ou uma imitação, pegamos na mão, com respeito e delicadeza, e concluímos rapidamente a ação pedida.

Importante dizer que, independentemente do tipo de dica oferecida, sempre recompensamos imediatamente o pequeno por realizar a demanda. Não importa se ele conseguiu apenas com um pedido ou necessitando de Ajuda Física; reforçamos todas as vezes e voltamos para a brincadeira.

Outro ponto também muito importante de ser reforçado é que as demandas que daremos precisam ser claras para que o paciente compreenda o que está sendo pedido, qual é o antecedente que resulta naquela ação e reforço.

Talvez você possa pensar que a criança precisa de mais ajuda, quando, na verdade, ela nem mesmo compreendeu que aquilo foi uma solicitação para que realizasse algo.

E se ainda não tenho um Programa Comportamental para a minha criança?

As principais vias de aprendizagem de uma pessoa no lucro seguir comandos, imitar e olhar. Então, se não temos um programa com os objetivos definidos, podemos introduzir essas demandas, pois estimularão muito os pequenos com atrasos.

Exercício 1: Analise o caso a seguir.

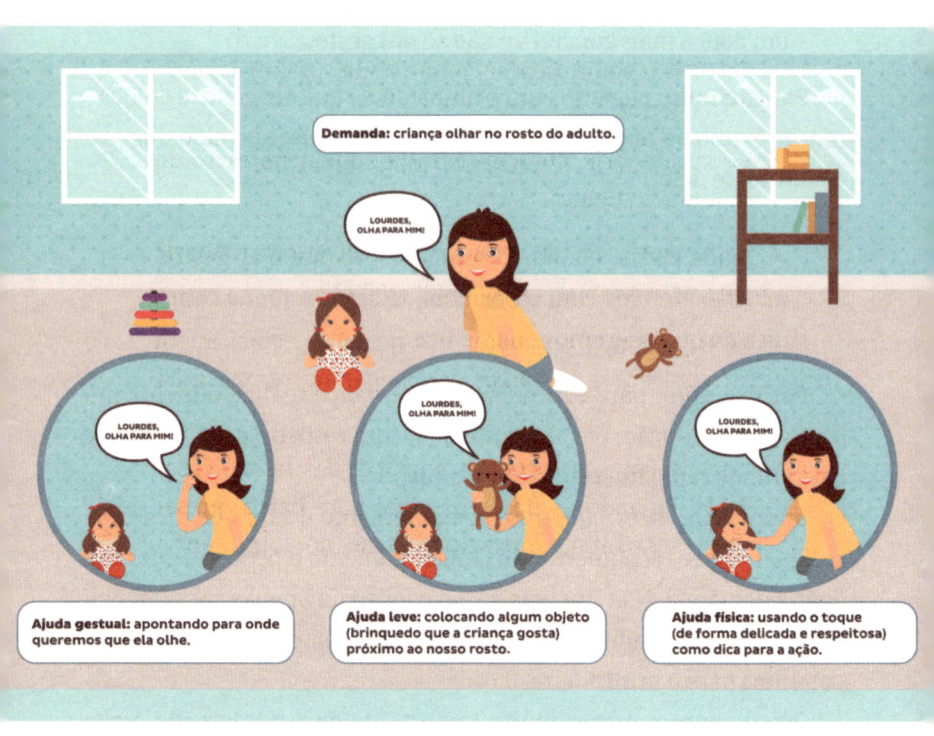

Demanda: criança olhar no rosto do adulto.

LOURDES, OLHA PARA MIM!

Ajuda gestual: apontando para onde queremos que ela olhe.

Ajuda leve: colocando algum objeto (brinquedo que a criança gosta) próximo ao nosso rosto.

Ajuda física: usando o toque (de forma delicada e respeitosa) como dica para a ação.

Você faria algo diferente nessa situação?

No momento da Ajuda Física, é preciso conhecer muito bem a criança antes de escolher a forma de fazê-lo. Para algumas delas, pegar no rosto pode ser aversivo e nem sempre será possível garantir o respeito e delicadeza necessários para essa situação. Uma alternativa é pegar as mãozinhas dela e trazê-las para perto do nosso rosto. Dessa forma, ela tenderá a olhar para ele.

Exercício 2

- O que você pode fazer de variações com esses objetos? Pense em, pelo menos, cinco variações de cada um;
- Colher: mexer, batuque, transferir água ou sementes de um lugar para o outro, tampar um olho, girar;
- Carrinho: subir, descer, para frente, para trás, embaixo da perna;
- Boneca: cobrir, abraçar, carinho, andar no carro do item anterior, beijar;
- Livro: abrir, fechar, abanar, colocar em formato de cabana, ser rampa do carro mencionado;
- Blocos de montar: bater um no outro, colocar em cima, na frente, embaixo, escorregar na rampa feita com livros;
- Quebra-cabeça: esconder embaixo das mãos, fazer "chuva" jogando as peças de cima para baixo, juntar fazendo montinho, colocar peça atrás do corpo, enfileirar peças.

Recapitulando – Passo 6: DEMANDAR

- ✅ Esperamos a criança engajar em uma brincadeira e desenvolver um objetivo nela;

- ✅ Usamos todos os passos anteriores seguindo a liderança dela, fazendo comentários, narração, onomatopéias, imitações e preparamos a nossa demanda;

  1 → 2 → 3

- ✅ Começamos com um pedido por vez, no formato de variação da brincadeira que a criança está fazendo – ela está empilhando? Coloque a peça na cabeça e diga: "Faz igual!"

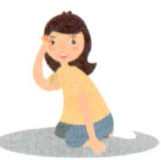

- ✅ Depois que a criança realizar a nossa demanda (com ou sem ajuda da hierarquia de dicas), voltamos imediatamente a seguir a liderança dela, como uma forma de reforçar o comportamento novo.

Passo 7

Reforçar

No passo anterior aprendemos como introduzir demandas e conseguir os objetivos do nosso Programa Comportamental através das variações das brincadeiras da criança. Quando ela executa o comportamento que pedimos (mesmo que seja com apoio de dicas), ela está em processo de ampliar seu repertório comportamental, o que quer dizer que está aprendendo coisas novas que são importantes para as próximas etapas. Isso é o tratamento para os atrasos e as dificuldades de flexibilidade mental, ou seja, é a base de toda a evolução da criança. É gerar estímulos que ajudam no desenvolvimento dela de maneira prazerosa para ambos.

Uma vez que algo está nos nossos objetivos, isso significa que era difícil para o paciente, pois na avaliação ele não realizou aquela ação ou comportamento com consistência. Se é algo difícil e novo, precisamos ajudar aquele cérebro a entender a importância daquele aprendizado.

Como fazemos isso? Associando um reforçador assim que a criança realiza o que pedimos! Imagine você fazer milhares de coisas em casa e no trabalho e ninguém te elogiar, reconhecer, dizer uma palavra de incentivo. É por isso que todos nós precisamos de reforço. Todos nós funcionamos assim, através de *feedback*. Sem eles, as coisas se tornam muito mais difíceis. A diferença entre nós, adultos, e as crianças autistas é que o elogio ou a fala social ainda não são suficientes sozinhos, pois não possuem o significado de produzir uma sensação agradável de orgulho e prazer. Para essas crianças, isso ainda não produz efeito nenhum. Por esse motivo, precisamos pensar em reforçadores que realmente as atinjam.

O reforçador é um estímulo (algo de que a criança goste muito) que vamos associar ao comportamento para que essa resposta tenha mais probabilidade de se repetir no futuro. Sempre que a criança realiza o que pedimos, precisamos associar a algo positivo e prazeroso.

Em alguns casos, só de voltarmos ao que o pequeno estava brincando antes da nossa demanda já reforça o comportamento. Em outros, vamos precisar encontrar um brinquedo, uma atividade sensório-social ou buscar qual recurso servirá para essa função, de acordo com as preferências dele.

A MOTIVAÇÃO POR TRÁS DO RESULTADO

Reforço é sempre uma consequência para uma ação. É ele que possibilita aumentarmos a probabilidade daquele comportamento acontecer. Essa forma de trabalhar vem da ciência ABA (Análise Aplicada do Comportamento), que baseia as intervenções terapêuticas. Mas, no dia a dia, o que isso quer dizer?

Existem comportamentos que as crianças emitem que queremos que elas repitam cada vez mais. No entanto, não são os nossos pedidos insistentes que vão fazer com que essas ações se reforcem.

O cérebro do pequeno precisa entender que aquela atitude é boa, prazerosa e traz recompensas interessantes para o organismo. Se, quando a criança está com sede, ela aponta para o copo, balbucia um som e algum adulto compreende e lhe entrega a água, cria-se uma associação.

Queremos que a criança adquira repertório para evitar que acumule atrasos e, ao longo do tempo, tenha déficits no seu desenvolvimento como um todo.

Vamos retomar os exemplos da Mariazinha, que se interessa por girar objetos, e da Claudinha, que gosta de alinhar seus brinquedos.

Nessas atividades, elas estavam confortáveis e se divertindo à sua própria maneira. Quando incluímos nossas demandas, como imitar, tiramos a criança daquilo que ela já está totalmente acostumada e a levamos a uma nova possibilidade de aprendizado e aumento de repertório.

Pedimos a elas que se esforcem para fazer algo diferente, que não está no repertório de brincadeira delas. Então, quando completam o pedido, precisamos oferecer uma recompensa pelo empenho, que pode ser retomar a atividade!

Assim, a associação desse cérebro pode ser:

Cumprir a demanda – Retomar o que gosto de fazer

O importante é que exista uma associação positiva ligando o seu pedido a algo prazeroso para a criança! Para isso, precisamos entender bem quais são os reforçadores que funcionam melhor com cada uma.

O reforçador tem o papel de criar uma associação, de criar uma relação de causa e consequência entre comportamento e resposta.

Reforçadores intrínsecos

São ações ou consequências que estão dentro da própria brincadeira que estamos fazendo com a criança. O simples ato de retomar a atividade anterior (o que a criança quer fazer), depois de você pedir a sua variação, pode ser o suficiente para a criança associar a demanda a algo positivo.

Esse tipo de reforçador funciona bem quando o pequeno está muito interessado na atividade que estamos realizando. Alguns exemplos:

> ▸ Estamos montando blocos – inclui a demanda de bater um no outro, aplicando o Programa Comportamental de Imitação – a criança realiza – elogiamos e voltamos a montar blocos;

> ▸ Estamos brincando de jogar a criança para o alto – paramos e esperamos que ela nos olhe, aplicando o Programa Comportamental de Contato Visual – a criança realiza – comemoramos e voltamos à brincadeira.

Os reforçadores sociais, como atenção, elogios e palmas, dentro do que queremos para os nossos pequenos, são muito importantes! Porque, além de funcionarem como forma de estimular um comportamento, também incentivam a relação com o outro, ou seja, a importância da comunicação social.

No entanto, as crianças autistas nem sempre entendem as nuances das expressões e interações. Por isso, às vezes precisaremos trabalhar reforçadores mais tangíveis e concretos.

Reforçadores extrínsecos

Esse tipo de reforço segue a mesma proposta do anterior, mas agora o comportamento será associado a outro objeto pelo qual a criança tenha muito interesse e não mais à nossa presença ou à atividade que estávamos realizando com ela.

É claro que devemos priorizar o reforço social, sem a necessidade de fatores externos. Em contrapartida, não podemos deixar de incentivar de forma clara um comportamento que precisamos que a criança tenha no repertório.

Para isso, podemos usar:

- Materiais sensoriais de que a criança gosta, como massinha, *slime*, areia mágica;

- O brinquedo preferido que será entregue apenas nos momentos em que queremos deixar evidente que ela realizou algo importante.

E, em casos mais extremos, nos quais o pequeno não se sensibiliza tanto pelas outras alternativas:

- Comestíveis, como doces ou guloseimas que a criança gosta muito de comer. Lembre-se em dividir em pequenas porções para evitar mal-estar, atrapalhar outras refeições ou mesmo que a criança perca o interesse por estar "cheia";

- Eletrônicos, como *tablets* e celulares. Esses devem ser nosso último recurso, uma vez que as telas são cheias de estímulos e podem contribuir para diversos prejuízos no desenvolvimento.

Na prática, queremos alcançar a seguinte dinâmica com nossos pacientes:

1. Criança escolhe uma brincadeira;

2. Fazemos o que ela quer por, mais ou menos, um minuto;

3. Pedimos uma demanda nossa, dentro do mesmo brinquedo, realizando através de uma variação;

4. Ela obedece ao nosso pedido;

5. Reforçamos com interações sociais e retornamos à atividade inicial que estava sendo prazerosa.

É natural que o pequeno fique mais sério no momento de realizar a demanda, por isso é importante perceber se, ao voltar para a brincadeira, ele retorna ao estado de alegria. Se sim, significa que a demanda e o reforçador estão bem alinhados e a atividade está adequada.

Por outro lado, se o pequeno não fica feliz, não consegue realizar a demanda ou começa a demonstrar expressões faciais e corporais negativas, precisamos diminuir o estresse causado pela aplicação dos programas.

Esse equilíbrio entre esforço e recompensa é o que chamamos de Custo de Resposta. Para fazermos algo, precisa "valer a pena"! É assim com todos nós.

> **Ponto de atenção:** lembra que comentamos que o reforço precisa ser o mais rápido possível após a emissão do comportamento da criança? Essa é a hora de nos atentarmos ao máximo a isso e, de preferência, reforçar imediatamente!

Por exemplo, quando ela faz uma imitação de jogar um objeto para cima querendo ouvir o som engraçado que fazemos com a queda do brinquedo, precisamos fazer cosquinhas o quanto antes, na sequência imediata da ação.

Exercício 1

Experimente observar, por apenas uma hora, somente coisas boas que a pessoa que mora ou trabalha com você fez.

Eu sei que tendemos a olhar as falhas e reclamar delas, na expectativa de que alguns comportamentos mudem. Porém, por apenas uma horinha, vamos investigar atos bacanas (mesmo que pequenos ou que "não sejam mais do que a obrigação") e elogiar e agradecer à pessoa.

Depois, veja como você se sente e como a outra pessoa parece estar se sentindo.

Normalmente, se observarmos as atitudes positivas e as destacarmos, isso faz com que elas aumentem de frequência. A relação pode ter muitos ganhos.

Quando fui ao Instituto Mind, agradeci esse passo pessoalmente à Sally Rogers, pois mudei minha relação com o mundo, e não apenas com os meus pacientes, quando entendi a importância disso.

Desejo fortemente que também ocorra com vocês.

Exercício 2

Encontre seus próprios reforçadores para as tarefas desafiadoras!

Um exemplo muito comum para nós terapeutas são as burocracias, relatórios e papeladas que precisamos preencher para garantir o acompanhamento dos nossos pacientes.

Tente encontrar coisas saudáveis que goste muito de fazer e se recompense com elas somente após terminar essa função.

Por exemplo: depois de dez relatórios preenchidos, você pode tomar um bom banho relaxante. A motivação pelo que vem depois faz com que a gente diminua a probabilidade de enrolar ou mesmo de não realizar aquela tarefa, pois sabemos que algo bom virá na sequência.

Exercício 3: Caso clínico

Você faria algo diferente na situação a seguir?

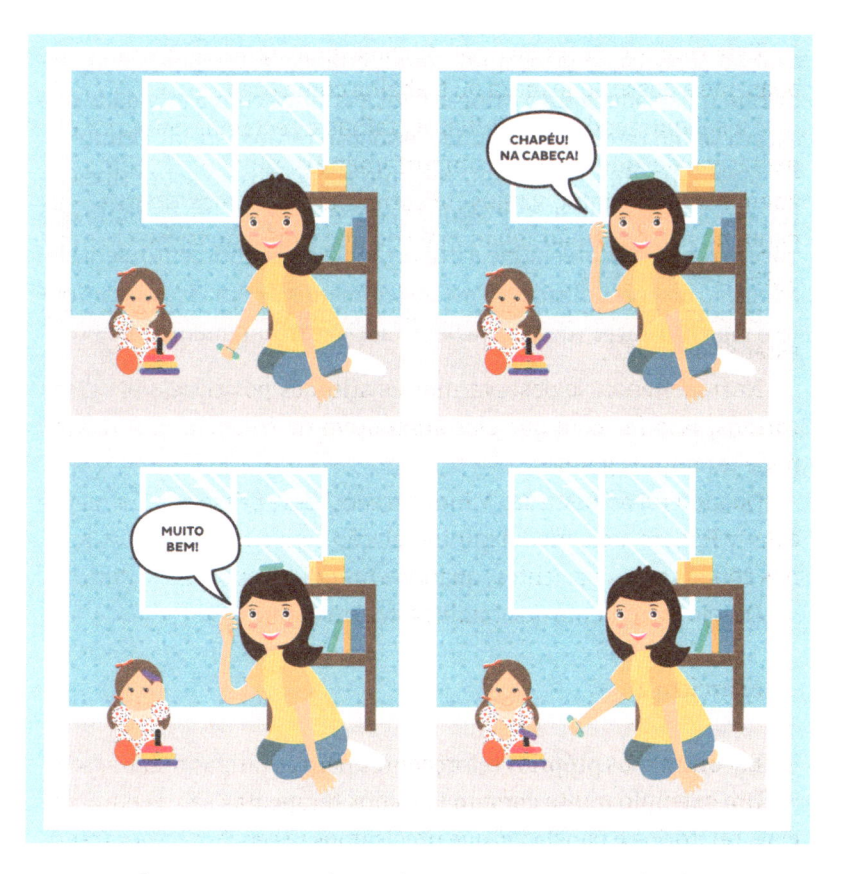

Em alguns casos, o elogio feito no terceiro quadrinho, com o "muito bem!", já poderia ser considerado um reforço para esse paciente. Mas será que ela realmente está sensível a esse reforçador?

Elogios são reforços condicionados, isso quer dizer que é preciso associar uma frase ou palavra específica a um comportamento.

Porém, pequenos com autismo ou com atrasos nem sempre entendem essa minúcia da comunicação social.

Por isso, no caso de crianças no espectro, o reforço mais garantido é voltar a realizar o que ela estava fazendo, como no último quadrinho. Voltem a brincar com as peças do jeito dela, pois isso era o que estava fazendo a menina sorrir. Ou, se ela não tem interesse na atividade, usamos um reforçador externo, um objeto ou uma brincadeira sensorial e brincamos com a criança. A terapeuta do quadrinho mostrado volta a brincar com a criança com a atividade que estava sendo reforçadora e ainda associa o reforço social. Ótimo!

Mais à frente teremos um capítulo específico só sobre tipos de reforçadores e formas de trabalhar com eles. Mas é importante que você já tenha compreendido a importância desse momento: sem ele, a fixação do aprendizado e o estabelecimento de um laço de conforto e respeito entre você e o paciente serão extremamente menores.

Recapitulando - Passo 7: REFORÇAR

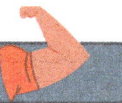

- ✓ Além de incluir uma demanda por vez, precisamos motivar esse pequeno a cumprir nossos pedidos. Como fazemos isso? Seguindo a liderança da criança, garantindo sua motivação e usando reforçadores!

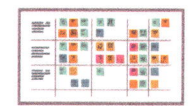

- ✓ Lembre-se de tudo que você mapeou que aquela criança gosta e use a seu favor!

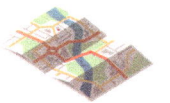

- ✓ Quanto mais o paciente associar o 'cumprimento' da tarefinha a uma coisa prazerosa, mais saudável e produtiva será a terapia – para vocês dois!

- ✓ Reforçadores podem ser: voltar para a atividade original, oferecer um brinquedo preferido, fazer cosquinhas... Use a imaginação e a observação!

Passo 8

Repetir

MEMORIZAR

Anteriormente, entendemos a importância de gerar estímulos que ajudem no desenvolvimento da criança com vínculo forte e humanizado. Aprendemos também como fazer o cérebro desse pequeno entender que aquele comportamento novo é importante – associando um reforçador.

Agora, sabe aquela história de que a prática leva a perfeição? Bom, ela tem um grande fundo de verdade!

Depois de pedirmos algo dos nossos objetivos e voltarmos a fazer o que a criança estava fazendo antes, precisamos repetir nossa demanda. Isso porque a repetição estimula o processo de memorização e aprendizagem, além de proporcionar estímulos que ajudam no desenvolvimento da criança.

Vamos repetir o fluxo de: brincadeira, demanda e retorno para brincadeira, por, no mínimo, três vezes. Não precisam ser pedidos consecutivos, mas é interessante que aconteçam em uma sessão.

No capítulo sobre Zonas de Conforto e Estimulação falaremos mais sobre a importância dessa "dança" entre fazer um pouco do que a criança quer, aplicar um programa e voltar para o que ela quer. Além disso, ficará mais claro também que esse fluxo não é tão oneroso quanto parece; com prática, tudo é feito naturalmente em questão de minutos. Afinal, a repetição se aplica também ao seu aprendizado como terapeuta. Depois de muito ler, estudar e aplicar terapia comportamental, você nem perceberá que um dia possa ter sido desafiador.

Exercício 1

Feche o presente livro e escreva os principais tópicos deste capítulo, sem olhar. Depois, confira se faltou algo. O fato de rever aumenta muito a probabilidade de a informação ser armazenada na memória de longo prazo. Você não se esquecerá mais disso!

Exercício 2

Escolha uma tarefa da rotina que você realiza com a sua mão dominante e tente realizar com a outra. Ou seja, se é canhoto, tente usar a escova com a mão direita, e vice-versa.

Todos os dias, tente um pouquinho dessa missão. No começo parece muito difícil; você gasta mais tempo e energia, mas, com um pouco de prática e repetição, vai se tornando muito mais fácil, ainda que não seja seu lado predominante.

Essa dica é bem bacana inclusive para fazer o cérebro sair um pouco da própria zona de conforto e aprender novas habilidades e não se acomodar. Mude caminhos, troque a forma de fazer alguma coisa à qual já está habituado...

Recapitulando – Passo 8: REPETIR

- [✓] Siga a liderança da criança na brincadeira que ela desenvolveu;

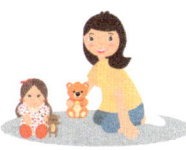

- [✓] Introduza sua demanda;

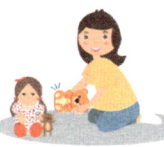

- [✓] Volte a seguir a liderança da criança;

- [✓] Repita novamente. A repetição faz com que o nosso cérebro fixe cada vez mais a nova habilidade e, com o tempo, aquilo não exija mais tanto esforço e seja fácil de ser executado.

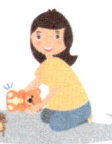

Passo 9

Encerrar

No passo número 8, aprendemos a colocar variações nas brincadeiras e repeti-las, de forma naturalista, para que a informação seja memorizada. Mas até quando ficaremos repetindo a brincadeira? O encerramento da atividade beneficia a organização e isso se reflete no estado mental das crianças. Entender que as coisas possuem começo, meio e fim favorece também a organização de sequência lógica.

▸ Quando encerrar?

Quando a criança começa a olhar para os lados significa que está procurando outra coisa para fazer e a chance de abandonar a atividade no meio, sem aprender algo novo ou até se desregulando é grande.

Antes que isso aconteça, sinalize o fim pedindo para guardar os objetos. É importante que os estímulos proporcionados estejam associados a coisas boas.

▸ A brincadeira já é a mesma há mais de cinco minutos.

Esse é o tempo médio que uma criança fica interessada de forma produtiva na mesma atividade sem variar o tema.

Mesmo que ainda esteja motivada, é interessante encerrar a atividade antes que fique totalmente satisfeita. Vale o mesmo princípio de comer chocolate: se comemos muito, ficamos empapuçados; se paramos antes de ficarmos totalmente satisfeitos, ficamos com gostinho de quero mais.

Deixe a criança esperar pela próxima oportunidade com vontade de brincar novamente! Se o tempo está se aproximando dos cinco minutos, é provável que ela vá trocar de atividade. Encerre antes disso acontecer.

- O terapeuta já está cansado ou achando chato.

A brincadeira precisa ser legal para ambos! Quando forçamos ou ninguém nos diverte, além de ser desmotivante, também se torna perceptível para a criança.

Lembre-se de que a estimulação precisa ser agradável para todos os envolvidos.

Como fazer?

É importante que o encerramento não seja aversivo para a criança. O ideal é que ela transite entre as atividades, ou seja, termine o interesse em uma brincadeira e se direcione para outros brinquedos iniciando uma nova atividade a fim de começarmos todo o ciclo novamente.

Sempre que possível, dê sentido ao fim, por exemplo: quando uma brincadeira é de banho, guarde o sabonete e comece a retirar a água.

Se a brincadeira for com peças ou sensório-social, diminua o quanto aquela brincadeira está interessante, baixando a entonação das canções e dos comentários, emitindo menos onomatopeias, enfraquecendo suas imitações... Ou seja, vá diminuindo os estímulos.

Tenha sempre um cesto ou uma caixa que simbolize o local de guardar os brinquedos. Aproxime esse item enquanto diminui as estimulações.

Associe uma música a esse momento. No início, tanto a caixa de guardar quanto a música podem não ter muito significado para o pequeno. Porém, com constância e repetição, a criança aprenderá o que fazer. Peça para ela te ajudar a guardar o material enquanto cantam:

"Guarda, guarda, guarda, bem guardadinho, quem guardar direito encontra tudo arrumadinho!"

Quando a criança sair ou se dirigir para outro brinquedo sem ajudar a guardar, leve uma peça utilizada e a caixa de guardar até ela e diga: "Guardar". Se necessário, use a Hierarquia de Dicas para que conclua o seu pedido. Comece pedindo para a criança guardar somente uma peça. Conforme ela vai entendendo e aprendendo, aumente o número de peças até que ela guarde tudo com você.

Exercício

Puxe da sua memória situações em que você estava muitíssimo animado, contando uma história, mas os seus amigos não estavam na mesma sintonia que você.
Qual situação você preferiria:

a. Que eles continuassem lá, mesmo claramente desinteressados e desconfortáveis?

b. Que eles dessem alternativas novas, ou mesmo fossem sinceros e dissessem que estão cansados naquele dia?

Agora, inverta as posições: será que você acharia prazeroso ficar num evento ou atividade que não quer, só porque seus amigos pediram?
Viu só como nossas relações podem mudar muito quando olhamos as coisas sob uma perspectiva empática?

Recapitulando – Passo 9: ENCERRAR

- ✅ Quando a criança sinalizar desinteresse, ou repetir muito a mesma brincadeira e até se você já estiver cansado, vá diminuindo a quantidade e a empolgação dos seus comentários;

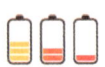

- ✅ Guarde algumas peças, deixando a atividade menos interessante, para que a criança pare aquela atividade e dê início a outra de forma naturalista;

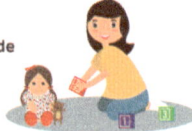

- ✅ Traga a caixa de guardar;

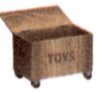

- ✅ Comece a canção do guarda-guarda;

- ✅ Faça isso sempre de forma educada, respeitosa e empática, chamando o pequeno para guardar os objetos com você;

- ✅ Se ele sair, vá até ele com um material e peça para ajudar.

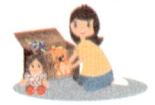

Passo 10

Registrar

No passo número 9, aprendemos como encerrar as atividades de modo a preservar o vínculo estabelecido durante a sessão e ensinando, de forma respeitosa, que tudo tem uma sequência e um encerramento.

Agora vamos aprender a fazer o registro das respostas da criança. É importante termos dados sobre a evolução comportamental e cognitiva dela.

O fato de registrar as respostas dela – se fez tudo sozinha, se fez com ajuda e de qual tipo – nos auxilia a visualizar comparativamente períodos de tratamento.

Pause a sessão a cada quinze minutos e anote as respostas das últimas brincadeiras. Depois, esse material será colocado em um gráfico para comparar se as ajudas estão diminuindo e se a criança está conseguindo realizar as demandas de forma mais independente. As ajudas, conforme descritas no Passo 7, poderão ser: AG (Ajuda Gestual), AL (Ajuda Leve) ou AF (Ajuda Física), sempre associada a um pedido verbal. Na primeira vez em que pedimos à criança, somente através da verbalização, sem a associação da AG, da AL ou da AF, dizemos que ela realizou de forma I (Independente). Na folha de registros, colocamos a tarefa e a sigla de como a criança realizou a mesma.

Além de ser uma forma de nos organizarmos e documentar a evolução da criança para mostrar à família e também para passar de fases, registrar também é uma retroalimentação do nosso próprio trabalho, mostrando para qual caminho devemos seguir em determinadas épocas, com o que progredimos, o que precisa de mais atenção... Os relatórios não nos deixam dúvidas se estamos no caminho certo!

Algumas crianças não responderão às estratégias naturalistas e precisarão de mais suporte nas sessões. Outras crianças responderão bem e, mesmo assim, em alguns momentos da sessão vão se beneficiar de ensino com tentativas discretas também.

Nesse caso é que trabalhamos as Tentativas Discretas, em que fazemos o pedido e logo oferecemos a Ajuda Física e, em seguida, o reforçador de algo que a criança goste. Normalmente, nesse contexto, o reforçador tende a ser extrínseco, conforme foi descrito nas páginas 107 e 108.

Com o tempo vamos diminuindo a ajuda para Ajuda Leve, Ajuda Gestual, até chegar ao ponto de dar somente a Ajuda Verbal e, finalmente, ao estágio em que ela não precise mais do apoio.

E, para nós, terapeutas, a sensação de ver uma criança aprendendo com a gente não tem preço!

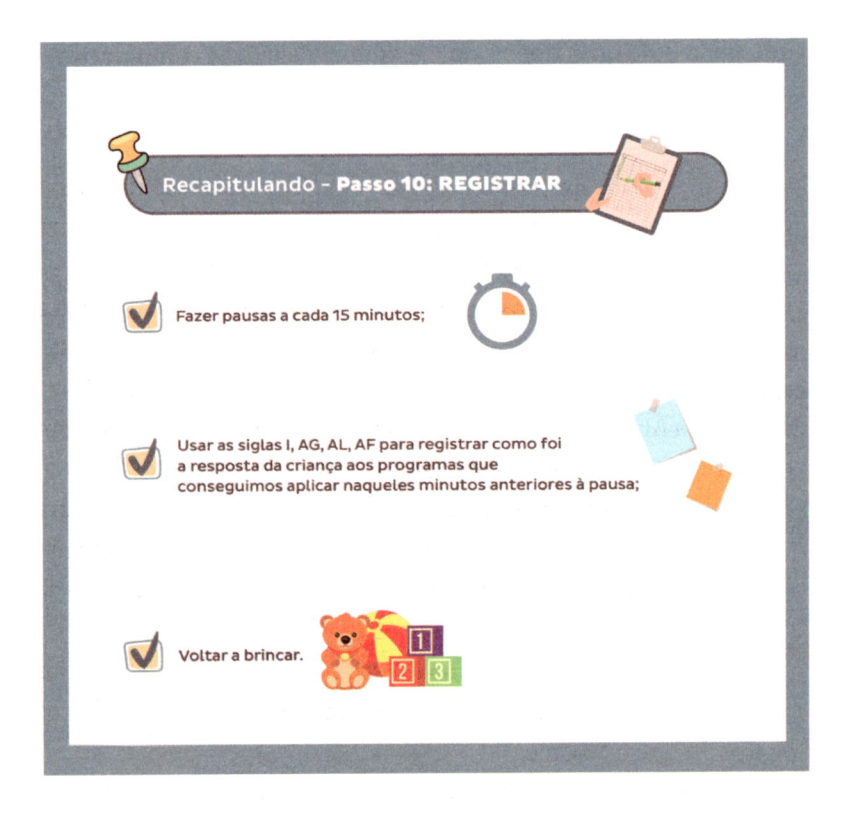

Recapitulando – Passo 10: REGISTRAR

- [x] Fazer pausas a cada 15 minutos;

- [x] Usar as siglas I, AG, AL, AF para registrar como foi a resposta da criança aos programas que conseguimos aplicar naqueles minutos anteriores à pausa;

- [x] Voltar a brincar.

A pirâmide de zona de conforto, estimulação e desregulação

Sim, é verdade que temos pressa, pois vemos atrasos na criança e queremos que ela aprenda mais e mais. Quando partimos para a "ação" sem seguir de forma tranquila e consciente as primeiras etapas listadas nos nossos dez passos, a terapia se torna aversiva e a criança foge ou começa a ter comportamentos agressivos. Nesse ponto do nosso aprendizado já é de fácil compreensão o porquê isso acontece: estamos ultrapassando uma linha com o pequeno sem antes conquistar o espaço, confiança e vínculo com ele.

Quando atropelamos os passos, geramos uma crise e vamos para a Zona de Desregulação. Um bom parceiro de jogo evita esses acontecimentos e mantém a criança entre a Zona de Conforto e a Zona de Estimulação, em uma dança conjunta.

Vamos destrinchar cada uma dessas Zonas, lembrando que elas servem, de certa maneira, como um pano de fundo para todos os passos do nosso Modelo.

Aprender e seguir os passos da nossa pirâmide não é um mero preciosismo, uma estrutura obrigatória a ser seguida sem entender seus porquês. Tudo que trabalhamos aqui é baseado em estudo e ciência, que transformamos em prática para mudar a vida dos nossos pequenos.

Além de todos os benefícios que já citamos anteriormente, sobre como o aprendizado é mais interessante e produtivo nas terapias que levam como maior fator motivador a alegria do pequeno, essa forma de entender e aplicar as intervenções possibilita também que nosso trabalho não ultrapasse os limites de flexibilidade mental, uma característica presente nas pessoas com TEA.

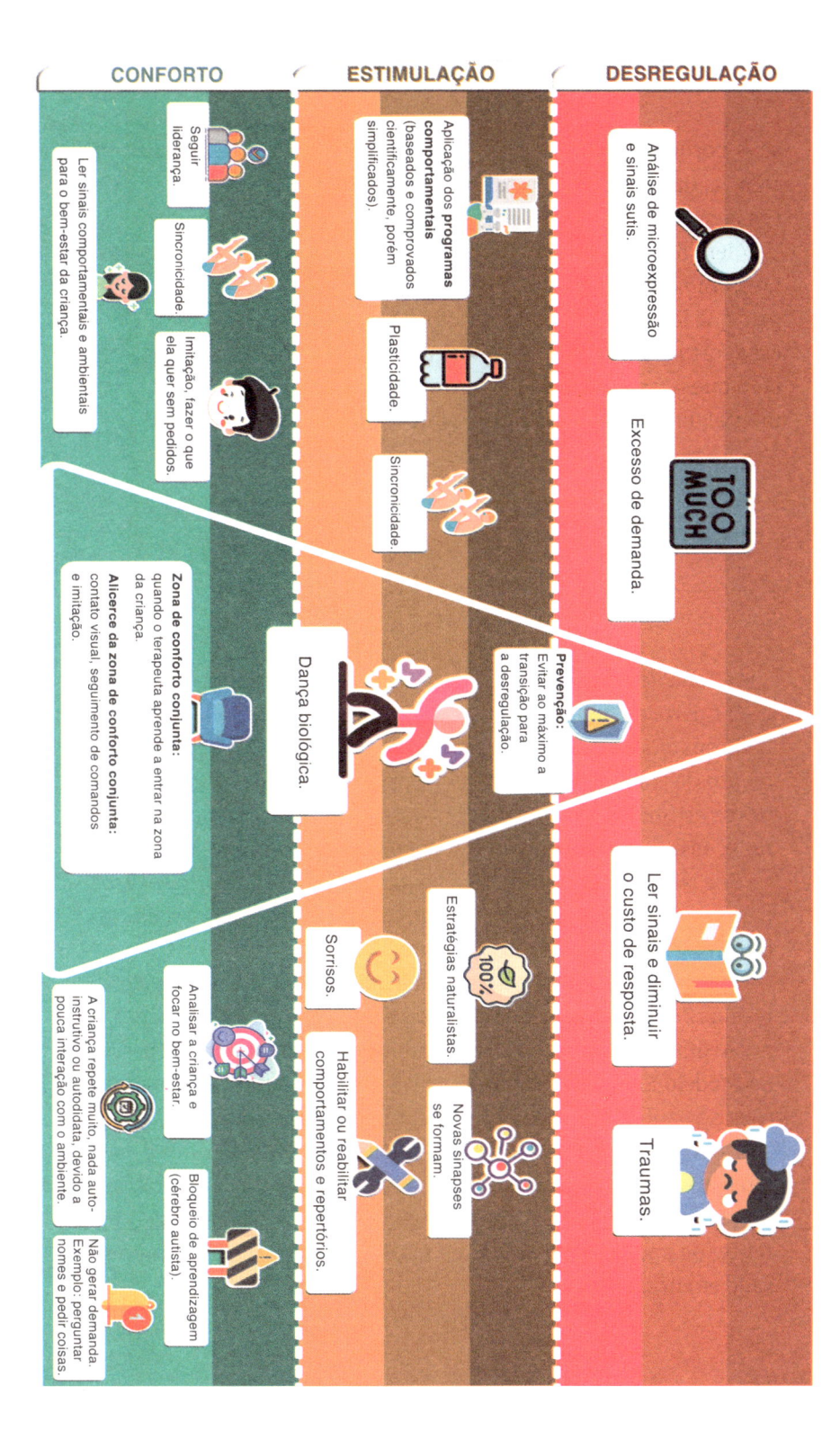

CONFORTO | ESTIMULAÇÃO | DESREGULAÇÃO

DESREGULAÇÃO
- Análise de microexpressão e sinais sutis.
- Excesso de demanda.
- Ler sinais e diminuir o custo de resposta.
- Traumas.

ESTIMULAÇÃO
- Aplicação dos **programas comportamentais** (baseados e comprovados cientificamente, porém simplificados).
- Plasticidade.
- Sincronicidade.
- **Prevenção:** Evitar ao máximo a transição para a desregulação.
- Dança biológica.
- Estratégias naturalistas.
- Sorrisos.
- Habilitar ou reabilitar comportamentos e repertórios.
- Novas sinapses se tornam.
- Analisar a criança e focar no bem-estar.
- Bloqueio de aprendizagem (cérebro autista).
- A criança repete muito, nada autoinstrutivo ou autodidata, devido a pouca interação com o ambiente.
- Não gerar demanda. Exemplo: perguntar nomes e pedir coisas.

CONFORTO
- Seguir liderança.
- Sincronicidade.
- Imitação, fazer o que ela quer sem pedidos.
- Ler sinais comportamentais e ambientais para o bem-estar da criança.
- **Zona de conforto conjunta:** quando o terapeuta aprende a entrar na zona da criança.
- **Alicerce da zona de conforto conjunta:** contato visual, seguimento de comandos e imitação.

Zona de conforto e seus diferentes momentos– Análise de casos

A Zona de Conforto é onde a criança está acostumada a estar na maior parte do tempo, pode ser, por exemplo, a brincadeira repetitiva com blocos que a faz sentir-se segura. Ainda que seja um momento de tranquilidade, em contrapartida, ela não está recebendo novos estímulos para aprender novas habilidades e comportamentos e, assim, desenvolver sua independência e autonomia.

Por isso, é importante que o pequeno tenha seu "porto seguro" para retornar, mas não fique sempre preso nessa área com poucas interferências positivas do ambiente.

Podemos encontrar a criança em diferentes momentos dessa mesma Zona, com posturas distintas em relação a nossa presença. O nosso olhar calibrado, embasado pelo conhecimento dos dez passos do Modelo Singular, é o que nos dirá como começar as aproximações e a ganhar um pouquinho de confiança no espaço dela.

Dentro da Zona de Conforto é importante entender que podemos encontrar os pequenos com posturas distintas em relação a nossa presença. Talvez aquela criança seja mais fechada ao diferente, ou apenas esteja num dia mais quietinho e menos interessado em nós.

O que precisamos fazer? Compreender a partir das microexpressões faciais e gestos corporais qual caminho é melhor para nos incluirmos nas atividades com ela para conseguir trabalhar nossos Programas Comportamentais.

Então vamos entender três (dos muitos) possíveis cenários que os nossos pacientes podem estar inseridos.

Quando a criança já permite nosso acesso

Palavras-chave: aproximação; iniciativas sutis; primeiras interações; tolerância.

Nosso cérebro só aprende quando saímos do que é cômodo, da nossa Zona de Conforto, isso em qualquer idade ou fase da vida. Se ficamos apenas repetindo aquilo que já sabemos perfeitamente como fazer, não adquirimos novos conhecimentos para desenvolver novas habilidades.

Por outro lado, quando pulamos etapas e tentamos assimilar algo que ainda está muito além do nosso repertório, o resultado é um aprendizado mínimo acompanhado de um intenso sentimento de irritação.

Então como encontrar o equilíbrio entre estagnação, aprendizado e frustração? Compreendendo como transitar entre os dois primeiros e, ao mesmo tempo, evitar o último.

Nas intervenções terapêuticas, essa dança entre o comodismo e o aprendizado é o alicerce que fundamenta todo o nosso trabalho. E é aí que entra a nossa Pirâmide de Zona de Conforto (Passos 1, 2, 3 e 4), Zona de Estimulação (Passos 5, 6, 7, 8 e 9) e Zona de Desregulação.

A melhor forma de se ensinar uma criança é que ela esteja motivada para aprender. Se tiver interesse, mesmo que algo seja difícil e desafiador, a força da vontade vai levá-la a permanecer mais tempo engajada e atenta. Então o ideal é que a Zona de Estimulação seja um desafio, porém não pode ser estressante demais.

A estimulação ideal é permanecer na Zona de Conforto com a criança para que ela descanse e confie em nós; convidá-la para aprender na Zona de Estimulação para que amplie seu repertório fazendo uma "ginástica cerebral" e depois volte para a Zona de Conforto, para que seu comportamento seja reforçado e aumente a probabilidade de ocorrer novamente.

Se forçarmos demais, a criança no espectro poderá se desregular. É comum, principalmente quando queremos aplicar um Programa Comportamental, fazermos pedidos seguidos para aplicar as metas e objetivos, e damos uma demanda atrás da outra. O que você observa na cena a seguir?

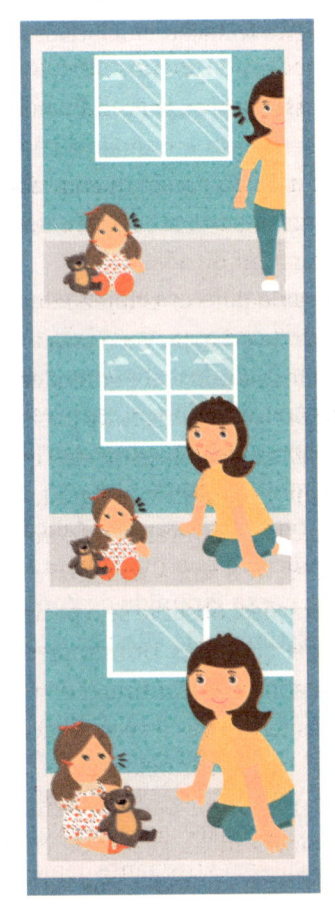

A criança olha para o adulto e permite que ele se aproxime dos brinquedos.

Nesse caso, a expressão facial é muito sutil e pode durar apenas alguns segundos! A criança olha muito rapidamente, talvez até com um breve sorriso, demonstrando que aquela presença é legal e está tudo bem que você se aproxime.

O corpo dela não está virado de costas para a terapeuta, uma forma de expressar segurança de que aquela pessoa não vai tentar interferir ou tirar seus objetos.

Ganhar o primeiro voto de confiança da criança é o início da jornada em direção às estimulações.

Alguns pequenos podem ter menos dificuldade com novas pessoas e interações sociais e, assim, já aceitam nossa presença de forma mais natural.

Essa criança tolera a nossa presença com um pouco mais de facilidade, permitindo que a gente até narre e descreva a brincadeira dela sem se esquivar ou fugir de nós.

O papel do terapeuta é dar continuidade ao processo de aproximação e acolhimento da criança. Você está ali para se inteirar da atividade, interagir de forma pontual e entender quais são as formas de conquistar alguns sorrisos e olhares do paciente.

Ele ainda estará realizando a brincadeira que quer, mas, nesse contexto, você estará um pouco mais integrado e pode fazer pequenas tentativas de interação mais diretas, tal como ficar de frente para a criança, cantar canções, mas ainda sem interromper ou interferir.

Vá testando as interações, observe se o paciente lhe olha e tenha muita atenção às microexpressões. Um simples som ou movimento sutil pode ser um indicador para continuar ou parar.

Continue fazendo as tentativas e aproximações até perceber que a criança começou a se interessar pela sua presença na brincadeira dela. E, então, estaremos prontos para a próxima etapa!

Listamos aqui algumas dicas gerais de comportamentos que devem ser observados para entender que o pequeno está permitindo o acesso:

- Olhar para o terapeuta;

- Sorrir;
- Entregar algo pedindo ajuda;
- Aceitar ter a fralda trocada;
- Permanecer no mesmo local que o adulto.

Quando a criança bloqueia a interação

Palavras-chave: observação contínua; acolhimento; individualidade.

O que você entende sobre o comportamento da criança?

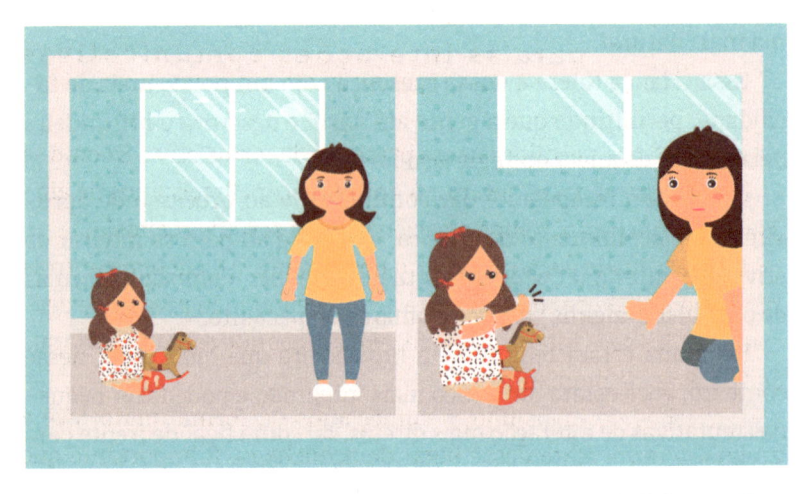

Sutilmente ela coloca as mãos na frente do brinquedo dela, em direção a você.

Então estamos nos aproximando para iniciar as terapias. A criança geralmente está confortável, fazendo o que lhe interessa e o que conhece. E, antes que você perceba, ela bloqueia sua interação ou aproximação. E agora?

Primeiro, vamos relembrar que cada paciente é totalmente diferente do outro. É muito importante entender as individualidades deles e do ambiente em que se encontram. Alguns já irão permitir certas interações sutis, outros, não.

Assim, antes de iniciar sua abordagem, aprofunde-se bastante sobre o perfil do pequeno.

Independentemente se a criança já está interessada em nossa presença ou não. Não iremos incluir nenhuma demanda. Somos meros espectadores, com sutis participações ainda sem interagir de forma direta ou contínua.

Temos que nos lembrar de tudo que observamos que a faz feliz e que chama sua atenção. São cores? Sons? Texturas? Brilhos? Luzes? Retome esse mapeamento que foi feito na Observação (Passo 1), isso será de grande ajuda nos próximos passos.

Quando o pequeno ainda está fechado para as interações comunicativas

Aqui, ele não permite a nossa presença de forma ativa. É como se estivéssemos no passo anterior à Aproximação. Precisamos de ainda mais observação, tempo e paciência para sermos aceitos!

Essa atividade é o porto seguro do paciente. Ali ele tem controle e previsibilidade de tudo que está acontecendo, não precisa se desconectar dos seus interesses ou fazer esforços que estão além da sua alçada naquele momento.

Entramos de mansinho, e começamos de forma muito leve e gradual a fazer parte desse lugar de aconchego. É importante que a sua figura, aos poucos, seja associada a algo que faz parte desse acolhimento, e não um ser estranho que pode estragar o momento de tranquilidade.

Se, mesmo assim, ele usa as mãozinhas como forma de indicar que não quer que você não se aproxime mais, significa que ultrapassamos algum limite ou que a nossa presença ainda não é agradável. Atenção a esse sinal: ele é muito importante!

Nesse caso, voltamos a nos afastar e observar o que foi que causou essa reação da criança. Você se aproximou rápido demais? Chegou com alguma demanda ou falando alto? Deu a entender que queria pegar algum dos brinquedos dela?

Essas são apenas algumas possibilidades, por isso é essencial que você conheça bem as particularidades do seu paciente para conseguir adequar ao aqumi a razões que acontecem no acanão.

A princípio, o paciente demonstra estar confortável com você e não se sente incomodado com a sua presença. Até que você tenta se aproximar ou participar da brincadeira e ele dá sinais de que não quer ou não permite.

Quais são esses sinais? Vejamos alguns exemplos de situações e comportamentos para compreendermos melhor.

Exemplos de bloqueio

1.
Claudinha amava dinossauros, mas não brincava de imaginação; o que ela gosta é de alinhar. O maior receio é que alguém mexa e mova, mesmo que um milímetro, aquele alinhamento. Fica muito em cima dos seus brinquedos, protegendo para que permaneçam no lugar. Vira-se de costas, cobre o alinhamento com o corpo, tudo para ser uma barreira para os outros não interferirem.

Nesse caso, qualquer pequena mudança ou aproximação por si só já poderia ser aversiva, invasiva e até prejudicial. A preocupação de que alguém vá mexer nos seus objetos é grande e a criança ainda não aceita a presença do terapeuta com facilidade devido a esse medo muito intenso. Portanto, não tire, não guarde, muito menos a distraia e tire escondido. É muito comum isso acontecer. Faça os passos descritos anteriormente, com calma, um a um. Isso fará com que a criança confie em você e aceite sua interação. Deixe para mexer nos objetos prediletos futuramente. Comece com jogos sensório-sociais e com outros brinquedos menos preferidos.

2.
Bloqueio com o corpo como forma de barreira.

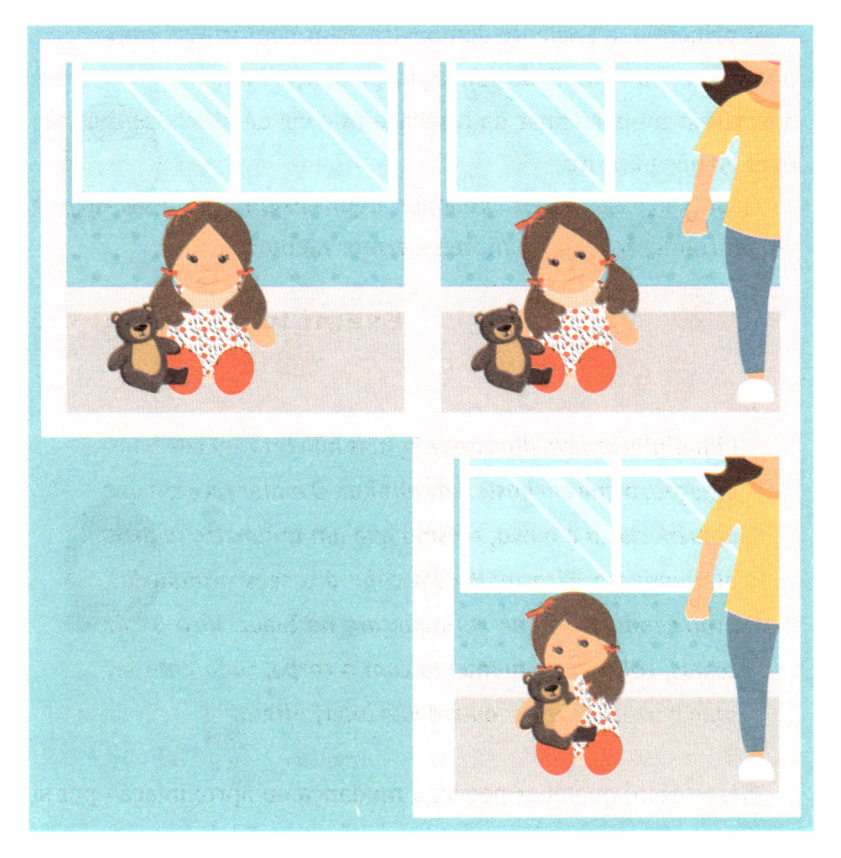

No quadrinho apresentado vemos um exemplo de algo que acontece bastante com as crianças autistas. Elas estão tranquilas com seus brinquedos até que percebem uma pessoa chegando perto. O comum é que a primeira reação delas seja usar o seu próprio corpo como forma de proteger os objetos e evitar que o outro atrapalhe aquele momento.

Esse comportamento pode até ser confundido com egoísmo e "não saber dividir". Quando, na verdade, é a maneira que encontram de demonstrar seu incômodo e até medo com a presença nova.

3.
Comportamento de fuga e esquiva da interferência do adulto.

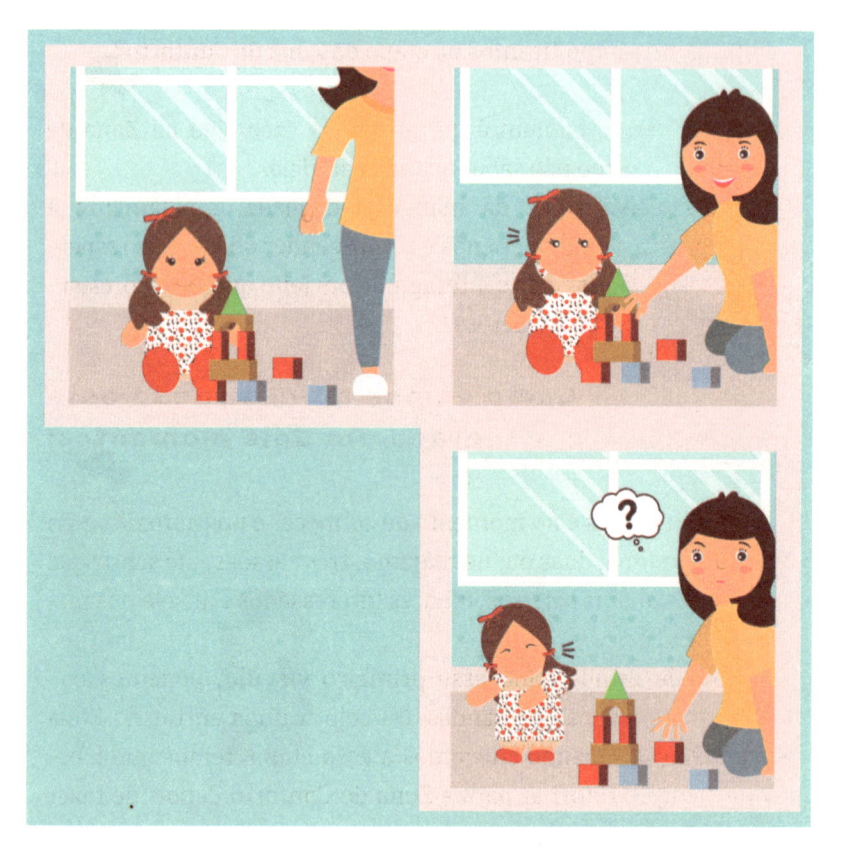

Já neste quadrinho, a criança até que não se incomoda com o aumento da aproximação, mantendo a brincadeira e a posição corporal de tranquilidade. No entanto, esse adulto ultrapassou um limite ao chegar perto demais e tocar nas suas peças.

Nesse caso, o nervosismo e a aversão são tantos que a criança pode até mesmo abandonar os brinquedos, correr, gritar e chorar. Um sinal de atenção também está nas microexpressões faciais: ela fecha os olhinhos e se vira, como forma de expressar a sobrecarga daquela ação.

Para os pequenos que estão no espectro, as nossas tentativas de proximidade e de demonstrar que queremos participar com eles podem ser motivo de muita ansiedade e imprevisibilidade.

Por quanto tempo ficamos na etapa da Zona de Conforto?

Um erro muito comum é gastar tempo excessivo na Zona de Conforto, ou mesmo não saber quando sair dela.

Quando trabalhamos da maneira adequada, rapidamente a criança começa a confiar em nós e compreender que vamos respeitar seu espaço, cuidar dela e interagir de um jeito que nossa presença seja interessante e prazerosa.

Como vamos agir? Usando essa etapa em dois momentos!

O primeiro deles é no momento de conhecer e nos aproximar do paciente. Por uma, duas ou, no máximo, três sessões, até sentir que já ganhamos alguns sorrisos, olhares interessados e até ele nos puxar para brincar.

Depois de estabelecido esse primeiro vínculo, podemos começar a introduzir as demandas. Ou seja, vamos entrar na Zona de Estimulação. Quando chegamos a essa etapa, temos que lembrar de, sempre retornar para a Zona de Conforto depois de fazer um pedido.

Aqui também é preciso atenção! Fazemos esse retorno por, em média, um minuto. Trabalhamos dessa forma para que seja possível manter a criança regulada sem desperdiçar o tempo valioso do desenvolvimento infantil, aproveitando ao máximo as terapias.

Então seguimos a dinâmica:

- Um minuto na Zona de Conforto;
- Realizar a demanda;

- Volta por mais um minuto na Zona de Conforto;
- Realizar a demanda.

Na Zona de Conforto precisamos tomar muito cuidado com demandas "disfarçadas", que às vezes passam despercebidas por nós, mas podem fazer o pequeno voltar à etapa anterior, em que ainda não se sente tão à vontade. Lembre-se de que a Zona de Conforto compreende os Passos 1, 2, 3 e 4 e, nesse momento, somente seguimos a liderança da criança, sem ainda introduzir pedidos, conforme vimos nos passos anteriores.

Pronto, estamos com os olhos e ouvidos mais calibrados! Agora que você já sabe de tudo isso, atente-se sempre ao que está tentando propor para o seu paciente. Com essas informações será mais fácil de entender por que ele se afastou da brincadeira enquanto você apenas tentava ser legal e divertido.

Questione-se sobre o que você busca com aquela interação antes de fazê-la e busque sempre evitar "embutir" uma demanda. Isso fará toda a diferença nas suas intervenções, pode apostar.

Pontos de atenção da pré-estimulação

- Expressões faciais;
- Expressões corporais;
- Vocalizações (sons ou gritinhos que a criança pode emitir);
- Respeitar o espaço e a distância;
- Tempo que suporta a presença;
- Poucos movimentos de esquiva;
- Contato visual começando a ser mais frequente;
- Início de sorrisos como excelente sinal;
- Início de imitação como forma espontânea.

Alguns cuidados, baseados no Modelo Denver de Intervenção Precoce, para esse momento de pré-estimulação são os seguintes:

- Elimine distratores do ambiente – bagunça, jogos espalhados pelo ambiente, muitos brinquedos disponíveis, eletrônicos ligados... tudo que pode roubar a atenção da criança do momento de vocês;

- Tenha certeza de que o seu posicionamento não está interferindo ou impactando a atividade da criança – fique frente a frente, sem estar perto ou longe demais;

- Use poucas palavras para narrar e descrever – lembre-se da hierarquia da verbalização que comentamos anteriormente;

- Imite os movimentos e comportamentos do pequeno – seguir a liderança é a chave para criar uma conexão com ele;

- Faça muitos sons engraçados, onomatopeias (sons que imitam ações, como *"ploft!"*, *"bum!"*, *"crash!"*);

- Ajude a criança no que ela quer realizar, por exemplo: abrir potes, pegar brinquedos no alto;

- Quando ajudar, antecipe-se e entregue narrando o apoio que você ofereceu, por exemplo: "Pote. Abrir. Me dá" (seguindo a hierarquia de quantidade de palavras).

Zona de estimulação

Palavras-chave: aprendizado, troca de turnos e flexibilidade mental.

Agora estamos oficialmente fora da Zona de Conforto da criança. É nesta etapa de intervenções que começamos a incluir as demandas, originadas dos objetivos do Programa Comportamental da criança.

Por mais confortável e motivada que a criança esteja, perceberemos que ela vai ficar com aparência mais séria e concentrada, pois vamos ensinar algo novo a ela, e isso pode ser difícil.

Flexibilidade mental e dificuldade com o novo!

Um dos critérios diagnósticos do autismo são os padrões restritos e repetitivos de comportamento, interesses ou atividades. O desenvolvimento atípico do cérebro dessas crianças pode trazer dificuldades com a Flexibilidade Cognitiva, que é uma função executiva muito importante para o desenvolvimento infantil.

Por essa resistência natural ao novo e diferente, esses pequenos tendem a gostar muito de:

- Rotinas seguidas à risca;

- Falar dos mesmos temas;
- Organização em todos os ambientes – fechar gavetas e portas dos armários, por exemplo;
- Enfileirar e empilhar objetos;
- Brincar sempre do mesmo jeito.

Isso traz prejuízos ao desenvolvimento da criança porque dificulta com que ela adquira alguns comportamentos que são pré-requisitos para outros e também que esteja mais vulnerável a possíveis desregulações. Essa necessidade de controle é uma barreira para a aprendizagem.

Além disso, quando fazemos apenas aquilo que já conhecemos e estamos acostumados, não aprendemos novas habilidades.

Imagine um músico que toque apenas um dos sete acordes de seu instrumento. Ele estará restrito apenas às canções que utilizem aquela nota e seu repertório e as possibilidades de se desenvolver serão cada vez menores.

Trabalhar a flexibilidade mental nas crianças é importante para:

- Compreender a comunicação e as interações sociais;
- Reduzir possíveis dificuldades na vida escolar;
- Aprender a conviver com os imprevistos do dia a dia;
- Evitar crises e desregulações quando algo sai do esperado;
- Aprender coisas novas, que é o principal.

Bom, e como isso se dá na nossa prática como terapeutas?

Precisamos aprender as estratégias e abordagens que vão nos ajudar a tornar esse pequeno mais "maleável", disposto a tentar novas atividades que diferem do que está acostumado.

E, uma vez que a dificuldade com flexibilidade mental é uma característica fortemente presente no autismo, é essencial compreender os limites entre estimular um novo aprendizado e forçar o paciente a ponto de ele se desregular.

A pirâmide entra como uma ferramenta que nos norteia entre sair daquilo que o pequeno já conhece e ensinar algo novo, de forma leve e divertida, sem causar uma crise.

As crianças autistas, principalmente nos primeiros anos de vida, têm uma alta capacidade de aprender, mas precisam trabalhar sua rigidez mental para descobrir coisas novas que possibilitem um desenvolvimento feliz, saudável e com mais independência.

Essa é a zona mais importante para o desenvolvimento das nossas crianças; é quando elas vão além do que está no repertório delas para adquirir novas habilidades e comportamentos.

Vamos entrar agora em várias questões um pouco mais técnicas das intervenções terapêuticas e também conceitos da Neurociência que explicam as razões científicas por trás da prática.

Qual é o contexto da Zona de Estimulação?

Aqui é onde daremos o primeiro passo oficial para fora do que a criança conhece e entramos no diferente. Se até mesmo nós, adultos, temos receio perante o desconhecido, imagine como é para os pequenos?

Traçando um paralelo, é como explorar um lugar novo, como desbravar uma floresta. O caminho é incerto, mas se há alguém de confiança ao seu lado, é muito mais fácil estar disposto a descobrir os mistérios além do que lhe é cômodo.

Inclua no sentimento de incerteza o fato de que as crianças com autismo podem ter maior rigidez mental com o que foge ao esperado, além de dificuldades com comunicação e outras questões que dão ainda mais razão para que ela desconfie das novidades.

Então, na Zona de Estimulação, brincando com a nossa metáfora da floresta, seria o ponto de desbravamento em que a pessoa ao seu lado lhe oferece a mão dizendo: "Confie em mim e venha comigo!".

Nas terapias, esse voto de confiança se dá pela sua iniciativa de trazer algo novo para aquela brincadeira que estão fazendo. São o que chamamos de variações.

O momento é muito delicado e se define nas minúcias. Uma microexpressão, um jeito diferente de olhar ou se mover é o que lhe dirá se a sua aproximação está sendo positiva ou negativa para aquele pequeno.

Ao sinal positivo, avançamos e seguimos em frente. Em caso de uma reação aversiva, retornamos para a Zona de Conforto, apenas seguindo a liderança da criança e deixando de lado nossas demandas.

Mas o que queremos nesse momento não é apenas diversão. Na Zona de Estimulação, temos o objetivo de estimular a criança de uma maneira que ajude no desenvolvimento dela, recuperando atrasos. Estamos nos Passos 5, 6, 7, 8 e 9.

Então, o que vamos fazer, seguindo nossa regra de transitar entre Zona de Conforto Conjunta e Zona de Estimulação, é:

- Brincamos um pouco;
- Paramos e pedimos uma demanda;
- Assim que a criança realiza o pedido, retornamos à brincadeira.

Essa compreensão do que a faz se sentir tranquila e confiante de que nossa relação não será aversiva é o que faz toda a diferença nas terapias! Por isso, a estrutura principal da presente metodologia é entender e clarear esses pontos através das Zonas de Conforto, Estimulação e Desregulação, que auxiliam a nortear e equilibrar nossas aproximações com o pequeno, ensinar coisas novas e prevenir comportamentos disruptivos. Precisamos entender como essa criança vai transmitir suas sensações e emoções para nós.

Zona de desregulação

Palavras-chave: irritabilidade, crise, desregulação e quebra do aprendizado.

Aproximar-se ou alcançar esse ponto é motivo de alerta para os terapeutas. Significa que a criança está ficando sobrecarregada com os estímulos e demandas que estamos trabalhando, e isso não será benéfico ou mesmo saudável para ela.

Pode parecer lento para a terapia da criança ter que passar por todos os passos da Zona de Conforto e da Zona de Estimulação para conseguir gerar estímulos que aumentem o repertório de comportamentos sociais, comunicativos e diminuir atrasos da criança. Mas eles são necessários para evitar a desregulação. Ter que fazer o manejo de comportamentos inadequados leva muito mais tempo da sessão, além de gerar sentimentos ruins na criança e no terapeuta ou responsável, que está aplicando os estímulos.

Os procedimentos de correção de comportamentos inadequados, na maioria das vezes, não servem para ampliar a aprendizagem da criança, mas, sim, para diminuir prejuízos, o que é bastante diferente.

Na Zona de Desregulação, o pequeno está incomodado e não conseguirá mais se concentrar para aprender o comportamento ou habilidade que queremos ensinar. Nós ultrapassamos a linha do estímulo além da conta e, agora, precisaremos encontrar recursos para reorganizar o paciente.

Zonas de Desregulação

Comportamentos que podemos observar antes de chegar na Desregulação:

- Pegar no cabelo;
- Abaixar a cabeça;
- Começar a gritar.

Nas intervenções, é muito importante estarmos atentos ao que está além da nossa vontade ou necessidade de realizar. Veja o quadrinho a seguir e vamos refletir algumas questões na sequência.

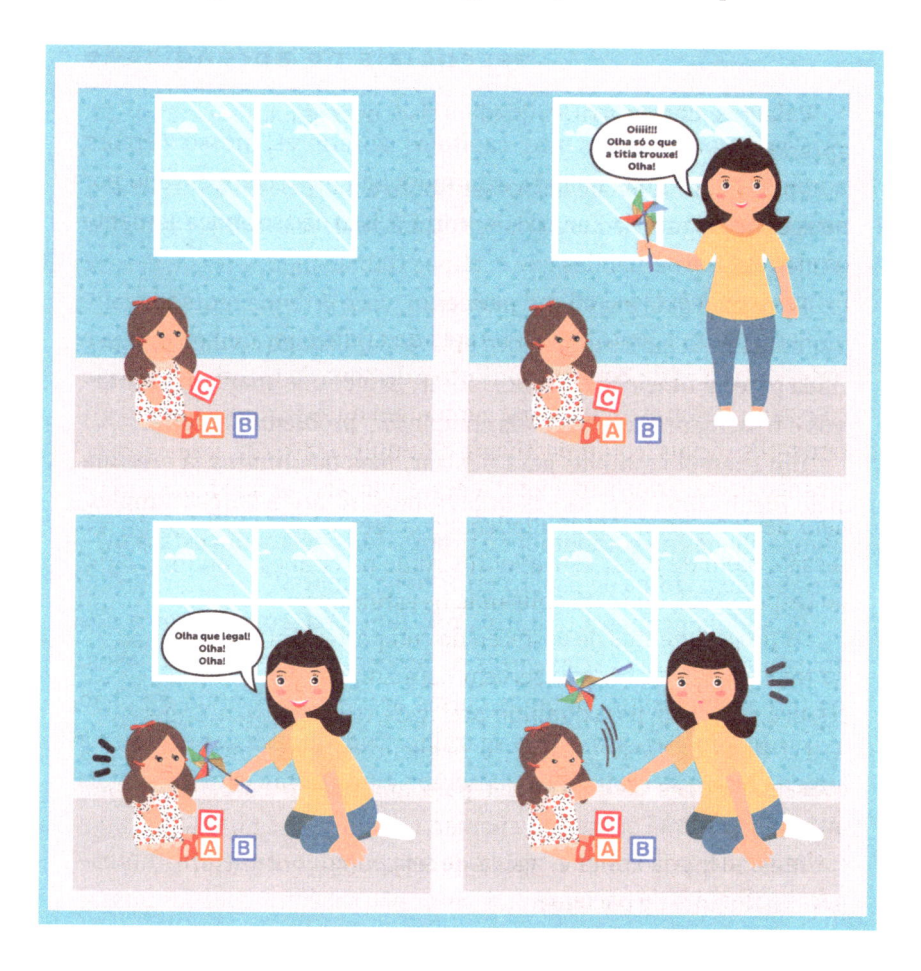

Você observou o que aconteceu no quadrinho? O que a criança fez com o objeto? Você acha que ela estava interessada no que a terapeuta estava tentando mostrar?

Era um brinquedo que a criança ama, mas será que a menina queria brincar com ele naquele momento? Mesmo a terapeuta sendo legal, a criança parecia interessada no que estava sendo mostrado?

Esses são os questionamentos que temos que fazer a nós mesmos o tempo todo para garantir que, mesmo munidos de boas ideias e intenções, não estamos forçando as demandas nos pequenos.

Alegria e motivação são essenciais no aprendizado

Como conversamos nos capítulos anteriores, nosso cérebro aprende muito mais quando está motivado e é recompensado por seus esforços fora da Zona de Conforto. E isso não se aplica somente à infância.

É possível que, em algum momento, você já tenha tentado realizar uma tarefa muito difícil, que estava além do seu conhecimento e nada parecia funcionar. E, para piorar, parece que quanto mais bravos e frustrados ficamos, mais complexo o problema se torna.

Um exemplo simples para ilustrar, mas que muitos já viveram pelo menos uma vez, são as impressoras! A tarefa parece simples, alguns cliques no computador e pronto, seu documento estará materializado na folha de papel, certo? Nem sempre!

Quando a primeira tentativa não funciona, começamos a nos irritar, apertamos várias vezes os botões, arrancamos os cabos, as folhas amassam, algumas coisas acabam até caindo no chão por conta do estresse com o aparelho. Tudo parece dar errado e a única coisa que realmente queremos é nos livrar daquilo o mais rápido possível.

Mesmo que, ao final, o resultado seja atingido, ou seja, a impressão finalmente dê certo, muitas vezes não sabemos qual das nossas ações impulsivas funcionou. Ou seja, não necessariamente aprendemos algo com aquilo e ainda saímos frustrados e chateados com a situação.

Quem se identificou, saiba que não está sozinho. E agora você nunca mais esquecerá desse paralelo quando vir um pequeno ficando nervoso, fazendo birra ou entrando em crise.

De nada adianta tentarmos nos forçar em uma situação que está além do que conseguimos no momento, ou mesmo tentar aprender algo novo quando já estamos sobrecarregados com a situação.

O que acontece com os pequenos é que, se não tivermos um olhar muito atento, não vamos perceber o que os levou até o ponto de estresse. Então não conseguimos aplicar os programas, ou mesmo impedir a desregulação, e o que nos resta é aprender a melhor forma de realizar o manejo de comportamentos inadequados.

O que fazer?

A primeira coisa que temos que fazer ao perceber que um pequeno está se desregulando é reduzir o Custo de Resposta.

O que significa esse termo? Ele mostra o custo benefício da criança; é a balancinha que ela fez entre o tamanho do esforço que precisou realizar e o interesse que tem pela recompensa que recebeu depois.

O grande segredo das boas intervenções é aprender a diminuir cada vez mais esse Custo de Resposta.

Quer dizer que vamos deixar tudo fácil para que a criança realize sem esforço? Não! Se está fácil demais, estamos na Zona de Conforto e nela o paciente não está sendo estimulado e não aprenderá novas habilidades e comportamentos.

Diminuir o custo quer dizer que precisamos:

> ▸ Ter um olho clínico para as expressões da criança –
> saber se ela está interessada, estressada, feliz etc.;

- Tomar decisões assertivas com relação à Hierarquia de Dicas – compreender quando o pequeno precisa de dicas mais leves ou mais afirmativas.

- Saber trabalhar muito bem os reforçadores intrínsecos e extrínsecos conforme o contexto e as necessidades do paciente.

Se a atividade proposta está muito difícil, não é interessante ou o reforçador não está adequado, o Custo de Resposta aumenta e, com isso, menores são as chances do cérebro do pequeno associar aquela demanda a algo interessante ou positivo.

Finalmente, quando o Custo de Resposta é alto, o pequeno começa a se frustrar, ficar impaciente, nervoso e desconfortável. Além de ser prejudicial para o aprendizado, que é muito mais produtivo quando a criança está feliz, esse é o primeiro passo para entrarmos na tão temida Zona de Desregulação.

Manejos de comportamentos inadequados

Este livro inteiro é basicamente sobre o que precisamos fazer para evitar entrar em comportamentos disruptivos. Quando eles ocorrerem, precisamos estar certos de seguirmos esse passo a passo. Sem ele, teremos mais chances de enfrentar crises e frustrações. Junto com as técnicas de interação descritas nesse manual, precisamos também associar outras de comunicação, sempre pensando na acessibilidade. A pessoa autista precisa de ajuda para ser compreendida. Assim como o cadeirante precisa da cadeira de rodas para acessar lugares distantes, a pessoa com deficiência visual precisa de texturas e sinalizações para se orientar e interpretar informações, o autista precisa de ajuda na comunicação tanto receptiva quanto expressiva.

São caracterizados como comportamentos inadequados aqueles que interferem diretamente na aprendizagem, geralmente expressados como chorar, gritar, jogar objetos, agredir o outro ou a si mesmo, jogar-se no chão, entre outros. Precisamos entender que eles não são "frescuras" das crianças. Estão expressando um sofrimento real. Por isso precisamos cuidar da causa por trás dele. As mais comuns que desencadeiam esses comportamentos estão relacionadas à restrição na comunicação. Imagine você não conseguir explicar quando algo lhe angustia, quando está sentindo dor ou não está gostando de alguma coisa. A criança se utiliza dos comportamentos inadequados para se comunicar com as pessoas, pois não conseguem "negociar", explicar sentimentos e pensamentos. Muitas vezes é a forma pela qual conseguem se comunicar. Se tirarmos isso sem colocar outra alternativa no lugar, teremos dois problemas: uma criança que não consegue se fazer entender e que desistiu de tentar.

Claro que não podemos deixar a criança correr riscos e nem colocar outras pessoas em perigo através de comportamentos agressivos e disruptivos para poder se expressar. Não é isso que defendo aqui, mas, sim, o estudo, o esforço e a capacitação para que todos consigam se comunicar adequadamente, criando vínculo humanizado e gerando estímulos que ajudem no desenvolvimento de comportamentos adequados. Também precisamos tratar esses comportamentos o quanto antes, pois encarar uma crise em uma criança pequena é mais simples do que em uma criança mais velha.

A análise funcional nos auxilia a entender quais momentos e por que a criança mantém esse repertório inadequado, nos permitindo analisar melhor a situação e orientar os responsáveis da melhor forma possível, por meio de antecedentes, comportamentos e reforços que estão acontecendo.

Para isso, precisamos de uma simples folha dividida em colunas ou linhas, que deverá ser preenchida toda vez que comportamentos assim ocorrem com os seguintes dados:

- **Antecedente**: o que aconteceu antes de o comportamento disruptivo ocorrer?
- **Comportamento**: qual foi o comportamento disruptivo em si? Descrever.
- **Consequências**: o que acontece imediatamente após o comportamento ocorrer? A pessoa responsável pela criança se aproximou? A criança conseguiu algo que queria? O que exatamente ocorreu quando ela emitiu o comportamento?

Manejos de Comportamentos Inadequados

Antecedente	Comportamento	Consequência

Se fizermos essas anotações com congruência todas as vezes que presenciarmos um comportamento inadequado, teremos muitas informações sobre os estímulos que de seu antecedem ou mantém os comportamentos e as consequências que podem estar os mantendo. Através desses dados podemos pensar em manejos para prevenir, principalmente mudando o ambiente para evitar esse sofrimento. Vamos entender quais são os ganhos ou motivos que fazem a criança se comportar daquela maneira e alterar suas consequências.

O que fazer depois que o comportamento inadequado ocorrer?

Como já dito anteriormente, sempre utilizaremos técnicas de prevenção, pois elas aumentarão a probabilidade de comportamentos adequados ocorrerem e, uma vez que isso acontece, precisamos reforçar para que se instalem e se mantenham nas ações da criança. É assim que ensinamos e ampliamos o repertório de brincar, interagir, se comunicar. Quando não for possível prevenir, faremos redução de danos, utilizando o Reforçamento Diferencial de Respostas de outras respostas que não o comportamento inadequado, ou seja, outro comportamento para "colocar no lugar"; e Extinção, retirando o reforçador que estava mantendo previamente o comportamento inadequado (seja esse reforçador a atenção das pessoas, brinquedos, conseguir o que deseja, sair do ambiente em que está, para se comunicar ou protestar). O que vai nos dar clareza é a análise funcional, isto é, a tabela exemplificada anteriormente. Precisamos investir muito em técnicas de comunicação. Elas consistem em terapias comportamentais e fonoaudiológicas que estimulam linguagem, comportamento verbal e, quando necessário, comunicação alternativa, que pode ocorrer com trocas de figuras ou via tecnologia em aplicativos. Além disso, sempre usar regras claras, consistentes e muito apoio visual para ajudar nessa comunicação.

É preciso desenvolver a linguagem, pois a criança precisa informar e dar nomes ao que ela tem ou está sentindo; precisa entender suas emoções primeiro, para depois sentir a do outro. Raiva, medo, braveza. Descreva, narre as emoções para ela. Além de aprender a nomear, também se sentirá compreendida. Muitas vezes, ela sabe fazê-lo em uma figura/foto, pois decorou, mas não sabe relacionar o que aquilo significa. Tudo é importante para trabalhar questões socioemocionais.

Exercício de fixação

Para manejo de comportamentos inadequados, na prática, vamos sempre seguir uma receita básica:

- Aumentar repertório;
- Oferecer modelo de como é correto agir nesses momentos;
- Impedir o erro;
- Direcionar a criança a dar uma resposta alternativa (se necessário dar Ajuda Física);
- Reforçar essa resposta;

Vejamos como fazer em diversas situações diferentes.

Perguntas e respostas

Benício empurra quando alguém diferente entra em casa ou em algum local que ele não quer. Como proceder?

Análise funcional do comportamento:

- **Antecedente**: Entra alguém;
- **Comportamento**: Benício empurra;
- **Consequência**: Cuidador dá bronca e tira a pessoa ou ele do local.

Vamos pensar nessa consequência: muitas vezes, a criança autista não entende a bronca com sua real função. É comum a criança dar risada nesses momentos, pois acha engraçada a expressão do cuidador. Isso ocorre porque ela ainda não tem as regras sociais adquiridas e também pode ter dificuldade em teoria da mente, ou seja, em entender o que se passa na cabeça da outra pessoa, o que requer uma interpretação da cognição social – e isso é muito refinado. Assim, pode acontecer de a bronca ter o papel de brincadeira e de atenção, o que, para a criança, seria um reforço positivo ao seu comportamento. O fato de retirar a criança do local onde outra pessoa (que ela não queria) entrou faz com que o estímulo aversivo seja eliminado, o que também pode reforçar negativamente seu comportamento. E, como vimos, o reforçador aumenta a frequência de o comportamento ocorrer, nesse caso – empurrar e gritar. O que você faria no lugar?

Antes de entrar alguém, já previna, mostre uma figura e prepare. Diga que está ali com ele, abrace e afirme que vai ajudar a aguentar. Vá, então, reforce sua resiliência. Mostre imagens de pessoas entrando e saindo do lugar.

Por alguma razão, a criança tem um sofrimento quando isso acontece. Não podemos desqualificar ou diminuir o sofrimento dela. Abrace-a dizendo o que vai acontecer e que você sabe que será difícil, mas que ficará ali com ela.

Quando entrar alguém, estando na frente da criança, impeça que ela agrida. Entregue o brinquedo preferido por ela ter conseguido se controlar (mesmo que você esteja impedindo fisicamente). Permaneça alguns segundos e faça muita festa por ter conseguido. Faça isso constantemente, todas as vezes que você tiver a oportunidade de expor a criança a essas situações. Quanto mais, melhor, para que ela aprenda outra forma de lidar nesses momentos.

Um ponto importante é não esperar que a criança consiga por horas o que antes era impossível para ela. Comece com alguns segundos e vá aumentando o tempo, sucessivamente.

Explique e prepare. Guarde os brinquedos prediletos para quando estiver nessas situações para associar algo legal como recompensa por superar. Entregue o brinquedo predileto só nos momentos em que alguém estiver junto. A criança ganha por se controlar e não o contrário.

A agressividade é uma resposta a algo muito ruim que ela está sentindo, então é preciso sempre aumentar o repertório dela frente a essas dificuldades. Nós, adultos, sentimos raiva e insegurança e, muitas vezes, agimos de forma agressiva. Quanto maior nosso leque de opções para lidar com essas sensações, maior a chance de escolher outra possibilidade para lidar naquele momento.

Meu filho tem muita aversão a lavar o cabelo e a escovar os dentes. Já coloquei figuras, sequência visual, quadro de rotinas, histórias sociais, dei modelo, mas ele não deixa. O que devo fazer?

Os sintomas parecem fazer parte de alterações sensoriais importantes. Essas alterações não são frescuras da criança, são questões sérias que temos dificuldade de entender, pois achamos que a criança sente o que nós sentimos. Elas são comuns em autistas e podem aparecer com hipersensibilidade a alguns estímulos (nesse caso, a mexer na cabeça e nos dentes) ou com hipossensibilidade (crianças que precisam de toques e apertos profundos), entre vários outros sintomas. Vamos analisar esse comportamento:

- **Antecedente**: Criança percebe o procedimento de banho ou escovação;
- **Comportamento**: Fuga;
- **Consequência**: Cuidador não consegue e desiste.

Provavelmente essa criança tem muitas outras alterações sensoriais. Precisamos, nesse tratamento, de um terapeuta ocupacional com especialização em integração sensorial para nos ajudar no trabalho, discutindo técnicas alternativas e colaborando com essa integração. Por exemplo: a criança não aceita entrar no chuveiro, mas gosta de piscina? Será melhor usar uma bacia no banho?

Mesmo assim, precisaremos também das técnicas comportamentais para mudar essa história de aversão que se associou a tais momentos. Para isso, usamos técnicas de aproximações sucessivas. Faremos enfrentamentos suportáveis para isso e instalaremos novos comportamentos. Geralmente a criança já criou uma sensação tão negativa que não quer mais nem tentar começar, nem com as adaptações.

Se o paciente não aceita nem entrar, não dá para esperar que, com alguns dias de tentativas, ele comece a se higienizar adequadamente. No geral, essa é a expectativa dos pais que pedem ajuda. Porém, foram meses (algumas vezes, até anos) dessa associação sendo realizada de forma inadequada. Precisaremos de muitos e muitos passos para chegar até o comportamento final: tomar banho lavando o cabelo e escovar os dentes de forma satisfatória.

O primeiro passo é aceitar chegar perto do banheiro (*box* ou pia) sem entrar em crise de desregulação. Vamos usar uma figura para mostrar apenas uma coisa que esperamos e queremos que ela faça, nesse caso, se aproximar do que é aversivo: chegar com a cabeça perto do chuveiro ou somente a escova dos lábios. Lembre-se: somente aproximar! Quando ela fizer isso, mesmo que com Ajuda Física, vamos elogiar e entregar brinquedos preferidos, dar muita atenção, fazer cócegas e tudo mais que ela gosta. Pediremos a mesma ação várias vezes por dia e daremos o reforçador. Quando a criança estiver fazendo isso com tranquilidade, daremos mais um passo: nesse caso, molhar um pedacinho do cabelo ou colocar a escova em apenas um dente. Ao fazer isso, mesmo que com Ajuda Física, devemos reforçar muito. Quando estiver tranquila, daremos mais um passo e assim por diante.

É um pouco de cada vez, mas na direção oposta à que se estava caminhando antes. E, dessa forma, a criança vai confiar em você, sabendo que não vai passar por nada gravemente aversivo. Isso possibilita o que tanto almejamos: vínculo humanizado e estímulos que ajudam no desenvolvimento dela, junto com o ambiente social sendo reforçador e não aversivo. Se você tiver pressa e quiser chegar ao final de uma vez, permanecerá mais alguns meses ou anos sem obter sucesso.

A pirâmide de Zona de Conforto e Zona de Estimulação vale para tudo, inclusive para o manejo de comportamentos disruptivos. Nunca coloque a criança numa Zona de Desregulação; oscile entre as zonas possíveis para ir adiante. Por mais que nós tentemos nos colocar no lugar do autista, nós não o somos e não estamos sentindo o que ele sente. Para nós pode parecer simples: é só colocar de uma vez que ele vai se acostumar. Isso pode ser uma agressão incomparável para as crianças nesse espectro. É preciso ter muito cuidado.

Isso serve para tudo que queremos trabalhar com o paciente: sempre dividir o comportamento final em vários passos e caminhar um por um, junto com ele, com tranquilidade em direção à evolução.

> *Minha filha tem muitos comportamentos de rigidez. Tudo precisa ser do jeito dela, não aceita que façamos as coisas do nosso jeito, ela precisa dar a palavra final em tudo. Quando peço algo e ela não quer fazer, entra em crises. Quando mudo algo no caminho ou na rotina, também não quer. Tem seis anos de idade e está começando a ficar nervosa quando perde nos jogos.*

O mundo ideal para uma pessoa autista é aquele que não tenha mudanças, que seja da maneira com que eles entendem como "correta". Tudo que sai do previsível ou do *script* mental que eles estabelecem pode trazer desorganização. Isso tem relação com a flexibilidade mental e o controle. Por isso, nos passos descritos, de como gerar estímulos para o desenvolvimento da criança, falei tanto sobre essa questão e como as variações nas brincadeiras podem preparar melhor as crianças desde pequenas, para prevenir esses comportamentos, que geralmente se agravam quando elas crescem.

Quando as crianças são pequenas, nós acabamos fazendo mais o que elas querem. É bonitinho! Como mãe, vejo as coisas tão diferentes agora! Nós vamos cedendo aos seus desejos. Nós, pais, vamos tentando sobreviver ao dia a dia, que é muito puxado! Queremos deixar logo os pequenos felizes, que fiquem rapidamente regulados, comam ou durmam e vamos dando e fazendo como eles querem. Às vezes, cedemos bem na hora em que a criança pequena grita ou se desregula, em vez de dar o modelo e direcionar ao comportamento alternativo para ceder. Quando percebemos, ela acaba entrando em um ciclo com frustrações.

O que fazer?

Discutir com os pais todos esses pontos, ver se faz sentido para eles e, juntos, terapeutas e família (todos), começar a quebrar um pouco a rigidez dessa criança. Vamos voltar ao passo 6 e brincar muito com ela, fazendo variações. Comece pelos brinquedos e rituais que são menos importantes. Exercite com a família alguns "nãos" que são cruciais para o desenvolvimento infantil e que estejam com dificuldade de manter. Coloque regras em figuras com um risco vermelho sobre a cena do que não é permitido fazer e organize com a família a coerência dessas regras. Tais figuras ajudam também os pais, cuidadores e funcionários a não cederem, pois a ação fica clara para todos. O mais importante é reforçar todas as vezes que a criança acatar a nossa demanda e aguentar as variações, mesmo que o faça com dificuldade. Sempre reforçar voltando às brincadeiras favoritas quando ela suporta alguns segundos cedendo à nossa. Nós vamos fazer o que ela quer também. Sempre dar muito carinho e reforço social associado.

Uma criança que age assim tem uma barreira de aprendizagem, pois nós adultos acabamos, sem perceber, pedindo somente o que a criança consegue fazer, coisas fáceis e que ela aceita, pois quando fazemos o contrário é um caos! E queremos sempre evitar isso. Porém, dessa maneira, a criança permanece muito mais na Zona de Conforto do que na Zona de Estimulação e... aprende menos! Precisamos quebrar esse padrão para conseguir ensinar coisas novas e desafiadoras. Sempre explicar o que está acontecendo, dizer que é difícil para a criança fazer de tal maneira, mas que vamos aos poucos.

> *Meu paciente faz muitas birras durante a sessão, mesmo quando estou somente brincando com ele. Como devo fazer para que ele pare? Preciso aplicar os Programas Comportamentais e não consigo. Devo fazer um treino mais estruturado?*

Precisamos entender por que essas birras estão ocorrendo. Mais importante do que saber o que fazer para corrigir esses comportamentos é pensar o que fazer para preveni-los. Para isso, precisamos do preenchimento da tabela de antecedentes, comportamento e consequências para cada uma das ocasiões nas quais as birras acontecerem. Não podemos encarar como Programas Comportamentais; são manejos de coisas que já estão ruins. Reduzem danos, não ensinam os objetivos de ampliar repertório.

O que está mantendo essas birras? Todos os passos anteriores ensinados aqui estão sendo feitos com consistência? Você garante que o contato não está aversivo, que não está com muita demanda? Com treino estruturado, ela terá mais demandas. Isso pode funcionar em casos de fuga sistemática, quando tudo está sendo feito da maneira correta e a criança, mesmo assim, não engaja. Aí sim, fazemos um treino estruturado. Na maioria das sessões, usamos ambos – técnicas naturalistas e treinos estruturados, variando de acordo com a atenção e engajamento da criança. Se for esquiva, pode funcionar um treino mais estruturado, mas se a causa for aversão a demandas, vai piorar. Precisa ter muito estudo e prática. O curso de ABA e Estratégias Naturalistas ajudará a elaborar mais essas questões.

Ensinar comportamentos adequados se faz através de modelação desses comportamentos e com muito reforço positivo.

> *Meu filho autista tira a roupa e a fralda toda hora em lugares impróprios. O que posso fazer nesses momentos?*

Precisamos da análise funcional. O que essa criança busca como consequência desse comportamento? Será que é aversão sensorial?

A roupa e a fralda causam sensação aversiva e quando as tira, ele se alivia?

Será que é comportamental? Ele não sabe fazer interações e consegue isso com as pessoas nesses momentos, pois todos param e falam com ele? Será que faz quando tem tarefas chatas para desempenhar e, ao tirar a roupa, ele consegue fugir ou adiar essas demandas?

Preencha as colunas da tabela a seguir com cada uma dessas possibilidades:

Antecedente	Comportamento	Consequência

Com a análise funcional, que é a base da ciência ABA, quais são as consequências mantidas? Sempre pensar em primeiro lugar na saúde física e emocional da criança.

Quando usamos a tabela de análise funcional para anotar todos os dados, conseguimos perceber com mais clareza o que está ocorrendo e trabalhar para prevenir ou tirar as consequências que estão mantendo.

O que diferencia os grandes dos gigantes

"Sempre fui uma excelente mãe, até ter um filho!"

Há mais de dois anos, quando Theodoro ainda estava na barriga, minha equipe me perguntou: Mayra, quanto tempo você precisa ficar afastada do trabalho quando ele nascer? Eu, do alto da minha inocência e do meu ritmo sempre acelerado, disse: duas semanas, no máximo!

Estudei tudo que tinha ao meu alcance sobre crianças ao longo de toda a minha profissão, fiz cursos e pós-graduações, fui para outros países, mergulhei de cabeça no universo do desenvolvimento infantil. Eu ia tirar a maternidade de letra e em quinze dias estaria de volta à correria! Comprei todos os equipamentos que existem para conseguir isso: cadeirinha eletrônica que treme, balança e toca música para acalmar e entreter o bebê enquanto eu estivesse em reunião, babá-eletrônica, aplicativos que faziam som de útero, respiração da mãe, enfim, todos os recursos estavam preparados.

Nem preciso dizer que estava enganada, tremendamente enganada. Passei mais noites em claro que fui capaz de contar, chorei de preocupação, busquei respostas milagrosas nos colegas de profissão que não poderiam ser dadas por mais ninguém. Voltei ao trabalho de verdade somente dois anos depois e, mesmo assim, ainda longe do compasso frenético que sempre tive. Afinal, ser mãe era bem diferente de tudo que eu já tinha lido ou aprendido.

Acontece que não existe uma receita de bolo, uma mágica, um passo a passo perfeito e intocável. O que existe é dedicação, estudo, paciência, aprendizado, muito amor e resiliência. Essa é a vida real!

Ter um filho me desacelerou e me apressou. Me trouxe calma e angústia. Mudou tudo, jogou minhas certezas para o alto e me mostrou uma verdade tão bonita quanto desafiadora: não é simples cuidar de uma criança.

A criação, educação e desenvolvimento infantil requer jogo de cintura 24 horas por dia. E essa é a minha vivência como mãe de uma criança com o desenvolvimento considerado típico, mas, quando falamos dos pequenos no espectro, as questões têm ainda mais camadas e preocupações. Desde o início, quando os primeiros sinais são percebidos e os pais começam a experimentar índices ainda mais altos de estresse, pois entram em jogo a aceitação, a seletividade alimentar, sensibilidade sensorial, transtornos do sono, dificuldades comunicativas, crises e desregulações... Um sem fim de pontos de atenção! Isso sem falar de questões físicas, de um corpo tão esgotado quanto a mente.

Os índices de transtorno de ansiedade e transtorno depressivo em pais e cuidadores de autistas é muito mais alto do que na população geral. As terapias e cuidados extras demandam ainda mais das famílias e o valor alto dos tratamentos faz com que, muitas vezes, diminuam a qualidade de vida. É preciso muita ajuda e rede de apoio para conseguir dar conta.

Em paralelo, os profissionais da área da Saúde também estão adoecidos. O terapeuta não tem "apenas" a demanda da clínica. Ele atende telefone, responde *e-mails* e mensagens da equipe no WhatsApp, faz relatórios, precisa estar com os estudos afiados, alinhar a estratégia com a equipe multidisciplinar, acolher os pais, auxiliar os professores e escola, se adaptar às necessidades de cada paciente, cuidar da parte administrativa etc, etc, etc... E aqui falamos apenas da vida profissional! Precisam ainda cuidar de suas casas, suas relações, sua saúde... É muito pesado!

Terapeutas, tendo ou não seus próprios filhotes, vivenciam na pele muito mais do que vemos na superfície das sessões. Eles carregam suas próprias ansiedades, as preocupações de muitas famílias, o compromisso e responsabilidade com o crescimento de muitas crianças.

O que quero trazer com tudo isso?

Os cuidadores de autistas, sejam eles pais, familiares ou equipe terapêutica, estão todos sobrecarregados e, muitos, em *burnout* verdadeiro.

O grande diferencial da nossa metodologia é levar em consideração o cuidado com os cuidadores. Mais do que pais e terapeutas, somos humanos. Precisamos de um olhar apurado para o comportamento das crianças tanto quanto para os nossos próprios sinais de cansaço, estresse e desregulação.

Todo conhecimento baseado em evidências científicas, terapia comportamental, neurociências e as melhores técnicas naturalistas apresentados neste livro só se tornam realmente eficazes quando são aplicados por alguém que está bem consigo mesmo e com seu papel na vida daquela criança. Queremos proporcionar estímulos que ajudem no desenvolvimento da criança, que propicie um cérebro mais saudável, com sincronicidade, que tenha possibilidade de ler expressões faciais, ter contato olho no olho, estar bem regulado, com boa capacidade de teoria da mente, de atentar ao outro, se comunicar e compreender o que estamos ensinando, mas, para ensinar isso, o aplicador precisa estar com essas habilidades muito bem desenvolvidas nele próprio para ter de sobra para ele e para criança.

Precisamos cuidar dos cuidadores para cuidar ainda melhor dos nossos pequenos. Pode ser mais leve quando nós, adultos, estivermos com a nossa própria saúde e cuidados em dia.

Para termos excelência nos cuidados com os pequenos, alcançar o tão sonhado padrão ouro, precisamos ter em mãos todos os recursos necessários para que o momento de intervenção terapêutica, ou mesmo de rotina, com as nossas crianças seja realmente de qualidade. Não vamos além do nosso limite, entendemos quais são nossos objetivos, temos jogo de cintura e sabemos perfeitamente também o que nos aflige.

Cuidamos da nossa saúde mental, temos consciência do que nos desregula e o que nos traz de volta para a atenção plena com aquele ser que precisa tanto do nosso suporte. Não queremos apenas preencher um quadrinho de "fez/não fez", queremos crescer junto com aquele pequeno que nos olha com tanta potência.

E é isso que diferencia os grandes cuidadores dos gigantes! Vamos juntos mudar a vida de crianças por todo o mundo, com conhecimento, amor e resiliência e começar cuidando melhor de nós mesmos e uns dos outros!

Referências bibliográficas

1. Benitez, P., Domeniconi. C., & Bondiolo, R. M. (2019). Delineamento experimental em Análise do comportamento: discussão sobre o seu uso em intervenções educacionais inclusivas. *Psicologia USP*, 30.

2. Benvenuti, M.F., & Baia, F. H. (2022). Comportamento e seleção pelas consequência: a análise do comportamento no Brasil entre dogma e a ciência. *Psicologia USP*, 33.

3. Camargo, S. P. H., & Rispoli, M. (2013). Análise do comportamento aplicada como interversão para o autismo: definição, características e pressupostos filosóficos. *Revista Educação Especial*, 16 (47), 639-650

4. Cooper, O. J., Heron, & Heroin E. Timothy & Heward. L. W. (2019). *Applied Behavior Analysis*. EUA: Pearson.

5. da Silva Barcelos, K., Martins, M. D. F. A., Betone, G. A. B., & Ferruzzi, E. H. (2020). Contribuição da análise do comportamento aplicada para indivíduos com transtorno do espectro do autismo: uma revisão. *Brazilian Journal of Development*, 6(6), 372176-37291.

6. Dorigon, A. F. H., Velasco, S. M. (2018). Análise do comportamento aplicada aos transtornos autista. *A Gestão do Comportamento Organizacional: desafios e oportunidades na atualidade.* O papel do reforçamento automático na aquisição do comportamento verbal. *Missão, cultura e comportamento*, 5011, 13

7. Dowdy, A., Peltier, C., Tincani, M., Schneider, W. J., Hantula, D. A., & Travers, J. C. (2021). Meta-analyses and effects sizes in applied behavior analysis: A review and discussion. *Journal of applied behavior analysis*, 54(4), 1317-1340. <https://doi.org/10.1002/jaba.862>

8. Freitas, L.A.B (2022). Certificação profissional, Análise do Comportamento Aplicada e Transtorno do Espectro Autista: contribuições para um debate. *Revista Brasileira de Terapia Comportamental e Cognitiva*, 24, 1-29.

9. Gaiato, M. (2018). *S.O.S. Autismo: Guia completo para entender o transtorno do espectro autista*. São Paulo: nVersos Editora.

10. Gaiato, M. & Teixeira, G. (2018). *O Reizinho Autista: Guia para lidar com comportamentos difíceis*. São Paulo: nVersos Editora.

11. Gaiato, M. H. B., da Rosa Silveira, R., & Zotesso, M. C. (2022). Reflexos comportamentais da Covid-19 em crianças com autismo: Revisão sistemática. *DOXA: Revista Brasileira de Psicologia e Educação*, e022012-e022012.

12. Gaiato, M. H. B., Zotesso, M. C., da Rosa Silveira, R., & Ferreira, L. (2022). Análise do comportamento aplicada ao autismo embasada em estratégias

naturalísticas: revisão da literatura. *Revista Eletrônica Acervo Saúde*, 15(10), e10919-e10919.

13. Galato, M. H. B., Zotesso, M. C., Ferreira, L., da Rosa Silveira, R., & Diodato, R. (2022). Transtorno do espectro autista: Diagnóstico e compreensão da temática pelos responsáveis. *Revista Contexto & Saúde*, 22(46).

14. Kandel, E.R. & Schwartz, H.J. & Jessell, M. T. & Siegelbaum, S.A. & Hudspeth, A.J. (2014). *Princípios de Neurociências*. Artmaed: São Paulo.

15. Marin, R., Faleiros, P. B., & Moraes, A. B. A. D. (2020). Como a análise do comportamento tem contribuído para a àrea da saúde? *Psicologia; ciência e profissão*, 40.

16. Mizael, T. M., & Ridi, C. C. F. (2022). Análise do comportamento aplicada ao Autismo e atuação socialmente responsável no Brasil: Questões de gênero, idade, ética e protagonismo autista. *Perspectiva em análise do Comportamento*, 054-068.

17. Pantet, A., Zamignani, D. R., & de Souza Dahas, L. J. (2020). Análise do Comportamento aplicada a questões das minorias. Diálogos: *Disseminação da ciência para além da comunidade analítico-comportamental*.

18. Rogers, J. S. & Dawson, G. (2014). *Intervenção Precoce em Crianças com Autismo: Modelo Denver para promoção da linguagem, da aprendizagem e da socialização*. São Paulo: Lidel.

19. Rogers, J. S. & Vismara, A. L. & Dawson, G. (2021). *Coaching Parents of Young Children with Autism: Promoting Connection, Communication, and Learning*. EUA: Guilford Publications.

20. Rogers, J. S. & Vismara, A. L. & Dawson, G. (2012). *Autismo: Compreender e agir rem família*. São Paulo: Lidel.